Bircher-Benner Diätbücher

Handbuch für Diabetiker

Diätanleitungen
zur Verhütung und Therapie
mit Rezeptteil,
eingehende Ratschläge
und ausgearbeiteter Kurplan
aus einem ärztlichen Zentrum
modernster Heilkunst

Dr. med. Andres Bircher
und Mitarbeitende des
Bircher-Benner Zentrums
Lilli Bircher, Pascal Bircher
Anne-Cécile Bircher

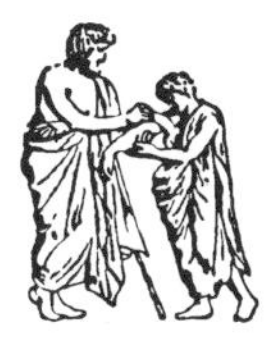

EDITION BIRCHER-BENNER
CH-8784 BRAUNWALD

Bircher-Benner Diätbücher

1. Handbuch für Multiple Sklerose-Kranke und andere neurodegenerative Leiden
2. Handbuch für Leber- und Gallenkranke
3. Handbuch für die Familie und das gesunde Kind
4. Handbuch für Frischsäfte, Rohkost und Früchtespeisen
5. Handbuch zur Steigerung der Abwehrkräfte und gegen Infektionskrankheiten
6. Handbuch für Bergsteiger und für den Sport
7. Handbuch für Diabetiker
8. Handbuch zur Verhütung und unterstützenden Therapie der Lungenkrankheiten
9. Essensfreude ohne Kochsalz
10. Handbuch für Rheuma- und Arthritiskranke
11. Handbuch für Männer mit Prostataleiden
12. Handbuch für Nieren- und Blasenkranke
13. Handbuch für Venenleiden
14. Handbuch für Magen- und Darmkranke
15. Handbuch für die Ernährung in Schwangerschaft und Stillzeit
16. Handbuch für Frauenleiden und die Wechseljahre
17. Handbuch zur Verhütung und Begleitenden Therapie der Krebskrankheit
18. Handbuch für Kopfschmerzen und Migräne
19. Handbuch für Bluthochdruck, Herz- und Arteriosklerosekranke
20. Handbuch zur Überwindung von Angst und Depression
21. Handbuch für Hautkranke und Hautempfindliche
22. Handbuch für Stresskranke
23. Handbuch für Allergiekranke
24. Handbuch zur Verhütung von Demenz und Alzheimerkrankheit
25. Handbuch zur inneren Behandlung der Augenkrankheiten
26. Handbuch zur Heilung von Gewichtsproblemen, Übergewicht und Anorexie

Die Ergebnisse weltweiter Forschung sind in diesen Handbüchern ebenso berücksichtigt, wie die über 100-jährige Entwicklung ärztlicher Kunst und Erfahrung in der bekannten Bircher-Benner-Klinik. Der Leser spürt auf Schritt und Tritt die hilfreiche Art des kundigen Arztes.

16. völlig neu überarbeitete Auflage, 2018

info@bircher-benner.com www.bircher-benner.com

Buchbestellungen: edition@bircher-benner.com

Printed in Germany

Einbandentwurf: Kösel Media GmbH, Krugzell
Gesamtherstellung: Kösel, Krugzell

Inhalt

Vorwort

Diesem Buch liegt ein grosses Erfahrungsgut zugrunde in der Behandlung von Menschen, die an Diabetes mellitus leiden. Seit Dr. med. Maximilian Bircher-Benner vor über 100 Jahren die enorme Heilwirkung konsequenter Anwendung vegetabiler Frischkostdiät und geordneter Lebensweise entdeckt hat, sind an der Bircher-Benner-Klinik, heute medizinisches Zentrum Bircher-Benner, mehrere tausend Menschen geheilt worden, die an Diabetes des Typs II litten und deren Leben durch die Vielzahl der Folgekrankheiten und Komplikationen bedroht war. In der ihr eigenen kommerziellen Geschäftigkeit stellt uns die pharmazeutische Industrie Medikamente und ausgeklügelte Injektionsapparate zur Selbstinjektion gentechnisch erzeugten Insulins bereit, die uns meistens erlauben, den Blutzuckerspiegel einigermassen zu kontrollieren. Dass aber die Diabetestherapie, so wie sie das derzeitige Paradigma der medizinischen Wissenschaft vorsieht, die Krankheit weder heilt, noch verhütet, ist aus der stetigen enormen Zunahme der Häufigkeit (Prävalenz) dieser Krankheit seit dem Ende des Zweiten Weltkrieges ersichtlich. Zwar sind die Ursachen des Diabetes mellitus und die Auswirkungen des „modernen“ Lebensstils und der Ernährung auf den Stoffwechsel und die Matrix des zarten Bindegewebes bereits gut erforscht, aber diese Erkenntnisse finden in der „modernen“ Diabetestherapie kaum Beachtung. Die medikamentöse Therapie geht nicht an die Ursache. Sie bekämpft nur das Symptom „Zuckerspiegel“. Darum wird die Krankheit chronisch, tritt immer früher im Leben auf und wird immer häufiger. In den Industrieländern betragen heute die Kosten für die Behandlung des Diabetes und seiner Folgen 20 % der gesamten „Gesundheitskosten“. In allen Gebieten westlicher Zivilisation ist der Diabetes eine eigentliche Volkskrankheit geworden. Deshalb spricht man auch von einer „Epidemie des 20. Jahrhunderts“[1].

Im Jahr 1980 litten 153 Millionen Menschen an Diabetes mellitus[2], 2013 waren es bereits 382 Millionen bzw. 8,3 % der Bevölkerung[3]. Prognostische Schätzungen mussten laufend nach oben korrigiert werden. Nur zu einem Drittel lässt sich diese Zunahme mit dem Älterwerden der Menschen erklären, das allerdings nicht durch eine verbesserte Gesundheit, sondern zu einem grossen Teil durch die verminderte Säuglingssterblichkeit und durch bessere Unfallverhütung zustande kam und nur zu einem kleineren Teil durch lebenserhaltende operative Eingriffe und Medikamente. Wohl können die schweren Folgekrankheiten mit der heute praktizierten pharmakologischen Therapie des Diabetes mellitus etwas hinausgezögert werden, aber die Krankheit schreitet dennoch stetig fort bis die schweren Folgen eintreten. Durch diese Tatsachen ist man gezwungen zu erkennen, dass die „moderne“ Diabetologie in ihrer Aufgabe, diese Krankheit zu verhüten und zu heilen, mindestens teilweise versagt hat.

Durch die allgemein verbreitete Fehlernährung werden die feinen Strukturen des zarten Bindegewebes mit den in ihr eingelagerten feinen Kapillaren durch Stoffwechselschlacken und Entzündung in der Zwischenzellsubstanz angegriffen, die molekularen Transportwege werden verlegt, so dass das Insulin seine Wirkung an den Rezeptoren der Zellmembranen allmählich verliert. Die Zellen werden gegen Insulin resistent, bei vermehrter Insulinproduktion. Lange können die Inselzellen der Bauchspeicheldrüse dies kompensieren, bis sie sich erschöpfen und zugrunde gehen. Die feinen Strukturen der Zellen und Interzellularräume und die Gefässwände werden nach und nach zerstört. Auch die Zwischenzellsubstanz der Leber füllt sich mit Stoffwechselschlacken. Dadurch gelangt das Cholesterin nicht mehr gut an die Leberzellen heran, so dass diese falsch tiefe Cholesterinwerte messen und die Cholesterinproduktion steigern. Die Störung des Zuckerstoffwechsels führt zu Bluthochdruck und Arteriosklerose. Es drohen Herz- und Hirninfarkte und ein Absterben von Gliedmassen durch Verschlüsse in den Beinarterien. Auch die feinen Strukturen der Augen werden angegriffen, bis zur Erblindung durch Glaukom, Retinopathie und Makuladegeneration. Auch die feinen Strukturen der Nervenscheiden erkranken, es kommt zu Empfindungsstörungen und Lähmungen (diabetische Neuropathie). Durch die Einlagerung degenerativer Eiweisse (Amyloide) verdicken sich die Kapillarschlingen der Nieren, bis diese versagen (diabetische Nephropathie). Gefässverschlüsse und Einlagerung von degenerativen Eiweissen (Amyloiden) in die Zwischenzellsubstanz des Gehirns gefährden Diabeteskranke frühzeitig für Demenz und die Alzheimerkrankheit.

Diabetes ist nicht eine eigenständige Krankheit. Er reiht sich ein in den gesamten degenerativen Prozess der Zivilisationskrankheiten. Nur in seltensten Fällen entsteht er als Teil einer unheilbaren Krankheit. In aller Regel ist der Diabetes mellitus des weitaus häufigsten 2. Typs die Folge einer Ernährungs- und Lebensweise, die den natürlichen Gegebenheiten unseres biologischen Systems widerspricht. Beginnt man frühzeitig genug mit der diätetischen Therapie, so lässt sich der Diabetes mellitus des viel häufigeren Typs II zuverlässig verhüten und heilen, auch wenn eine familiäre Belastung vorhanden ist.

Die Erkenntnisse Bircher-Benners sind durch wissenschaftliche Untersuchungen ständig ergänzt und überprüft worden, wobei sie sich gerade in neuester Zeit laufend bestätigen.

Dieses Buch erklärt in sorgsamer und dennoch gut verständlicher Weise die Ursachen und das Wesen der Zuckerkrankheit und gibt dem Leser alles nötige Wissen in die Hand, das ihm ermöglicht, an der Heilung seiner Krankheit aktiv mitzuarbeiten. Wirkliche Heilung ist nicht möglich, ohne eine grundlegende Vertiefung des Bewusstseins über den Sinn des Lebens, über den Sinn der Erkrankung, über die Ordnungen des Lebens, über die Beziehung zur Arbeit, zur Gesellschaft, zu sich selbst und zu den Menschen, mit denen wir leben. Am Anfang dieses Weges zur Heilung steht eine grosse Frage der Verantwortung den Mitmenschen und sich selbst gegenüber, sie wird zur Basis auf dem Weg zur Heilung des Diabetes mellitus, ein Weg, der sich lohnt. Für den behandelnden Arzt ist dieses Buch eine grosse Zeitersparnis und eine wertvolle Hilfe bei der Führung und Begleitung seines Patienten.

Dr. med. Andres Bircher

Das Wesen der Zuckerkrankheit (Diabetes mellitus)

Diabetes mellitus bedeutet „honigsüsser Durchfluss". Dabei handelt es sich um Glukose (Traubenzucker), den die Nieren nicht zurückhalten können, da die Konzentration im Blut (Glukosespiegel) zu hoch angestiegen ist. Die Resorptionskapazität der Nierenkanälchen wird bei Weitem überstiegen. Die Höhe der Konzentration an Glukose (Blutzuckerspiegel) ist für die Ernährung und Funktion aller Zellen des Körpers, ganz besonders auch für das Gehirn, ganz wichtig. Ein zu hoher Glukosespiegel führt zur direkten Schädigung der Gewebe und zu allgemeinen Stoffwechselstörungen, wie sie in der Folge dargelegt werden.

Die Warnzeichen des Diabetes mellitus

Die ersten Warnzeichen

- Allgemeine Müdigkeit
- Gewichtsverlust
- vermehrter Durst
- Harnflut
- Juckreiz, bei Frauen oft im Genitalbereich

Anzeichen akuter Gefahr

- Benommenheit
- Appetitverlust
- Übelkeit
- Azetongeruch
- Bewusstseinstrübung

Zeichen diabetischer Komplikationen im Spätstadium

- Beinkrämpfe mit Einschnürungsgefühl bei langem Gehen und körperlicher Anstrengung
- Bläuliche oder blasse Verfärbung der Zehen
- Herzschmerzen bei Anstrengung (Angina pectoris)
- Wiederholt auftretende Abszesse
- Empfindungsstörungen in den Gliedern, Ameisenlaufen
- Lähmungsgefühl
- Sehstörungen

Bei allen derartigen Symptomen ist unbedingt der Arzt zu konsultieren!

Der Blutzuckerspiegel

Unter Blutzucker versteht man im Allgemeinen die Höhe des Glukoseanteils im Blut (Glukosespiegel). Von der Antike bis in die Neuzeit mussten die Ärzte zuckerhaltigen Harn durch Geschmacksproben diagnostizieren. Heute stehen einfache Teststreifen und Apparate zur Verfügung. Glukose (Traubenzucker) ist ein ganz wichtiger Energielieferant des Körpers. Das Gehirn, die roten Blutkörperchen und das Nierenmark sind zur Energiegewinnung unmittelbar auf Glukose angewiesen. Alle anderen Zellen des Körpers gewinnen ihre Energie zudem aus Fettstoffen. Die Glukose überwindet die Blut-Hirnschranke und versorgt so direkt energetisch das Gehirn.

Anfangs ist der Zuckerspiegel noch normal, steigt aber nach der Nahrungsaufnahme in abnorme Höhe. Danach sinkt er wieder zur Norm ab. (Blutzuckerlabilität). Der Urin ist dabei noch frei von Zucker. Jedoch kann er bei Belastungen, fieberhaften Erkrankungen, Erschöpfung oder in der Schwangerschaft im Harn erscheinen.

Nach Ausbruch der Krankheit ist der Zuckerspiegel im Blut im Nüchternzustand, je nach der Schwere der Krankheit, noch normal, leicht oder stark erhöht. Bei einer kleinen Nahrungsaufnahme oder einer Glukosebelastung steigt er aber in abnorme Höhe, wo er lange Zeit verharrt. Der Urin enthält im Nüchternzustand keine oder nur wenig Glukose, scheidet aber bei einer kleinen Kohlenhydratzufuhr sofort mehr oder weniger Glukose aus. Dabei verarmt der Körper an Kohlenhydraten und zeigt die oben erwähnten Symptome.

Der Normwert des Blutzuckerspiegels[4]

Die offiziellen Normwerte hängen von der Aufnahme durch die Nahrung ab. Es sind folgende:

Nüchtern:
3,9–5,5 mmol/l (70–99 mg/dl)

Nach einer kohlehydratreichen Mahlzeit:
maximal 8,9 mmol/l (max. 160 mg/dl)

2 Stunden danach:
maximal 7,8 mmol/l (max. 140 mg/dl)

Dies sind Idealwerte. Die Kriterien der Weltgesundheitsorganisation (WHO) sind etwas toleranter. Sie werden in der untenstehenden Tabelle angegeben:

Die Beurteilung des Blutzuckerspiegels, Diabeteskriterien der WHO

Diabeteskriterien nach der Einstufung der WHO[5]

Normal	< 6,1 mmol/l < 110 mg/dl	< 7,8 mmol/l < 140 mg/dl
Abnorme Nüchternglukose (impaired fasting glucose IFG)	6,1–7,0 mmol/l 110–126 mg/dl	< 7,8 mmol/l < 140 mg/dl
Gestörte Nüchternglukose (impaired glucose tolerance IGT)	< 7,0 mmol/l < 126 mg/dl	7,8–11,1 mmol/l 140–200 mg/dl
Diabetes mellitus	≥ 7,0 mmol/l ≥ 126 mg/dl	≥ 11,1 mmol/l ≥ 200 mg/dl

Kriterien für Kinder und Jugendliche dafür, dass kein Diabetesverdacht besteht[6]

Blutzuckerkontrolle	**Zuckerstoffwechsel gesund**
Blutzucker nüchtern	3,6–5,6 mmol/l 6–100 mg/dl
Blutzucker nach dem Essen	4,5–7,0 mmol/l 80–126 mg/dl
Blutzucker nachts	3,6–5,6 mmol/l 65–100 mg/dl
HbA_{1c}	< 6,05

Leitlinie für die Blutzuckerwerte für Erwachsene[7]

Messung	Normale Werte	Verdacht auf Prädiabetes	Diabetes
nüchtern	< 5,6 mmol/l < 100 mg/dl	5,6–7,0 mmol/l 100–126 mg/dl	> 7,0 mmol/l > 126 mg/dl
2 Stunden nach dem Essen Kapillär:	< 7,8 mmol/l < 140 mg/dl	7,8–11,1 mmol/l 140–200 mg/dl	> 11,1 mmol/l > 200 mg/dl
Venös:	< 7,0 mmol/l < 120 mg/dl	7.0–10,0 mmol/l 120–180 mg/dl	> 10,0 mmol/l > 180 mg/dl
HbA_{1c}	< 6,5 %	6,5–7,5 %	> 7,5 %

Die Sättigung des Glykohämoglobins (HbA_{1c}) mit Glukose wird in % angegeben. Sie widerspiegelt einen Langzeitverlauf der Blutzuckerspiegel über maximal 3 Monate, sozusagen ein „Blutzuckergedächtnis". Hämoglobin ist der rote Blutfarbstoff für den Sauerstofftransport in den roten Blutkörperchen (Erythrozyten). Deren Lebensdauer beträgt 3 Monate. Die Glukose des Blutes bindet sich an das Hämoglobinmolekül und bleibt solange daran gebunden, wie die roten Blutkörperchen leben.

In der Schwangerschaft ist der HbA_{1c}-Wert niedriger. Bei Gesundheit beträgt er höchstens 5,9 %. Ist er höher, muss ein Glukosetoleranztest durchgeführt werden, denn in der Frühschwangerschaft ist der HbA_{1c} Wert unsicher, da er ja die Glukosespiegel über 3 Monate widerspiegelt, so dass er Zuckerspiegel von vor der Schwangerschaft mitberücksichtigt.

Die Messung des Blutzuckerspiegels

Der Blutzuckerspiegel kann mit kleinen Messgeräten durch eine kapillare Blutentnahme an einer Fingerkuppe durch den Patienten selbst zuverlässig bestimmt werden.

Es gibt auch eine unblutige Methode. Dabei wird ein Sensor auf die Haut geklebt, der während 2 Wochen zuverlässige Blutglukosewerte anzeigt und speichert. Zum Ablesen dient ein spezielles Messgerät. Danach wird der Sensor ersetzt. Insulinabhängige Pateinten können aus den gemessenen Blutzuckerwerten die zu spritzenden Insulindosen berechnen.

Für die Messung im Urin gibt es Teststreifen. Sie messen gleichzeitig auch den Azetongehalt des Urins.

Der Glukosetoleranztest (oGTT)

Dieser Test dient dazu, einen latenten (versteckten) Diabetes aufzudecken. Er dient besonders zur Diagnose eines Schwangerschaftsdiabetes oder zur Sicherung der Diagnose im Anfangsstadium der Erkrankung.
Man unterscheidet zwischen einem einfacheren Suchtest (Screening-Test) und dem eigentlichen, diagnostischen Glukosetoleranztest.

Den Screening-Test kann man auch durchführen, ohne nüchtern zu sein und zu jeder Tageszeit. Man trinkt 50 g Glukose in 2 dl Wasser aufgelöst. Nach einer Stunde bestimmt man den Glukosespiegel aus dem Blutplasma. Beträgt die Glukosekonzentration über 135 mg/dl (7,4 mmol/l), so besteht Verdacht auf einen Diabetes und wird der diagnostische Glukosetoleranztest durchgeführt.

Der diagnostische Glukosetoleranztest (oGTT) wird nüchtern durchgeführt.

Nach einer Blutentnahme trinkt man 75 g Glukose in 3 dl Wasser aufgelöst innert 3 bis 5 Minuten. 1 und 2 Stunden danach wird Blut entnommen. Liegt mindestens einer der drei Glukosespiegel über dem definierten Grenzwert, so gilt die Diagnose eines Diabetes als gesichert:

Glukosegrenzwerte im diagnostischen Glukosetoleranztest		
Nüchtern	**Nach 1 Stunde**	**Nach 2 Stunden**
5,1 mmol/l (92 mg/dl)	10 mmol/l (180 mg/dl)	8,5 mmol/l (153 mg/dl)

In der Frühschwangerschaft ist der HbA_{1c}-Wert unsicher, da das Glykohämoglobin immer die Blutzuckerwerte der letzten 3 Monate widerspiegelt

Die Regulation des Blutzuckerspiegels

Zu tiefe Glukosespiegel bewirken eine akute Unterernährung aller Zellen und Bewusstseinsstörungen. Die wichtigsten Akteure der Blutzuckerregulation sind die Hormone aus den Inselzellen der Bauchspeicheldrüse: das Insulin zur Blutzuckersenkung und das Glukagon zur Anhebung des Blutzuckers.
Der gesunde Körper hält die Glukosekonzentration im Blut durch diese beiden Hormone Insulin und Glukagon, jedoch auch durch Hormone der Nebenniere (Cortisol und Adrenalin) laufend im Normbereich. Die Inselzellen der Bauchspeicheldrüse enthalten Sensorsysteme, die den Glukosespiegel laufend messen.

Die Bauchspeicheldrüse (Pankreas) ist von Nestern (Inseln) von Zellen durchsetzt, die zur Produktion der blutzuckerregulierenden Hormone spezialisiert sind (endokrines Pankreas).

Das Pankreas liegt hinter dem Magen, eingebettet in eine C-förmige Schlaufe des Zwölffingerdarms. Die meisten Pankreaszellen erzeugen kein Hormon, sondern wichtige Verdauungsenzyme (exokrines Pankreas). Diese werden im Ausführungsgang gesammelt (ductus pancreaticus), der sich mit dem Gallen-

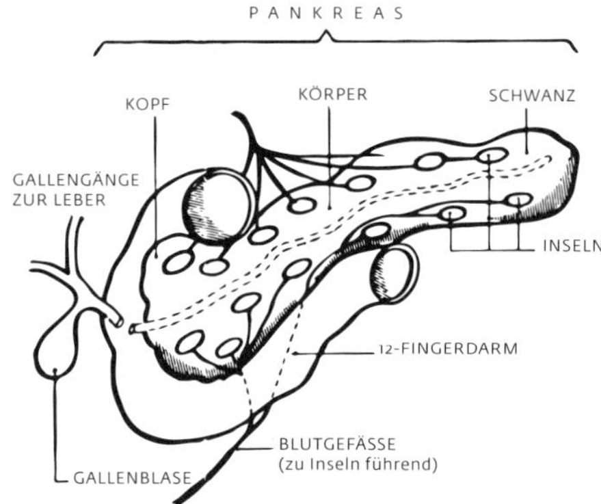

LAGE DES PANKREAS IM BAUCH

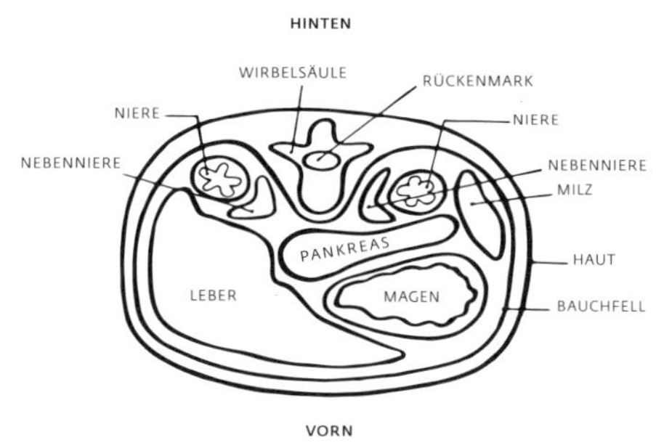

QUERSCHNITT DURCH DIE BAUCHORGANE

gang vereinigt und kurz danach in den Zwölffingerdarm mündet.

Die im Gewebe der grossen Bauchspeicheldrüse eingestreuten Inselzellen (Langerhanssche Inselzellen) enthalten vier verschiedene Arten hormonbildender Zellen. Die Gesamtheit dieser Inselzellen nennt man endokrines Pankrease. Die B-Zellen produzieren das Hormon Insulin und geben es ins Blut ab, wenn der Blutzuckerspiegel ansteigt. Die A-Zellen produzieren das Hormon Glukagon, das bei zu tiefem Blutzuckerspiegel zum Einsatz kommt. Daneben gibt es D-Zellen. Diese produzieren das Hormon Somatostatin, welches sowohl die Ausschüttung von Insulin, als auch diejenige von Glukagon hemmt und so die ganze Regulation dämpft und unter Kontrolle hält. Die vierte Zellsorte, die PP-Zellen, produzieren ein Peptid (pankreatisches Polypeptid). Peptide sind kurzkettige Eiweisse.

Die Korrektur eines zu hohen Glukosespiegels im Blut

Das Hormon *Insulin:*

Die obere Begrenzung des Blutzuckerspiegels geschieht beim Gesunden durch das Hormon Insulin. Dieses wird in der Bauchspeicheldrüse gebildet und ins Blut abgegeben.
Die Wände aller Zellen unseres Körpers sind von Membranen umgeben. Diese sind sehr komplex aufgebaut, enthalten viele ungesättigte Fettsäuren und werden durch Cholesterin stabilisiert, das in der Leber und in den Darmwänden gebildet wird und an LDL (Low density lipoprotein) gebunden durch das Blut und die Zwischenzellsubstanz zu allen Zellen des Körpers gebracht wird.

Die Zellmembranen kontrollieren was in die Zellen hineingelangen darf und was aus ihnen ausgeschieden werden soll. Sie enthalten spezielle Transportsysteme, so für die Glukose das Glukosetransportsystem 4 (GLUT 4). Dieses kontrolliert die Menge des Einstroms an Glukose für den Zellstoffwechsel. Nur unter der Bedingung, dass Insulin auf die Zellmembranen einwirkt, lassen sie Glukose in die Zellen eindringen, während andere Zuckerarten, zum Beispiel Fruchtzucker (Fruktose) auch ohne Insulin frei eindringen können.

Die Glukoseverwertung in den Mitochondrien der Zellen

Der Stoffwechsel in den Zellen (Intermediärstoffwechsel) gleicht in seiner Genialität einem äusserst komplexen chemischen Riesenlabor, in welchem tausende chemische Reaktionen in präzis kontrollierter Weise und Ordnung ablaufen. Die Glukose dient der Energieversorgung für diesen enormen Stoffwechsel und liefert die Energie für die Zellen.

Im Inneren jeder Zelle, im Zytoplasma, finden sich beim Gesunden etwa 1500 Mitochondrien, die man als Kraftwerke der Zellen betrachten kann. Dringt die Glukose in die Zellen hinein, so gelangt sie in die Mitochondrien hinein. Dort wird sie schrittweise abgebaut, bis nur noch Kohlendioxyd und Wasser übrigbleiben. Bei all diesen Abbauschritten wird viel Energie frei. Diese wird chemisch gespeichert, indem das Molekül Adenosindiphosphat (ADP) ein zusätzliches Phosphoratom erhält, so dass es zu Adenosintriphosphat wird (ADP + P = ATP).

Viele chemische Reaktionen in unserem Stoffwechsel, besonders diejenigen, welche dem Aufbau grosser Moleküle dienen, benötigen Energie, um ablaufen zu können. Das Adenosintriphosphat (ATP) liefert diese Energie, indem es das dritte Phosphoratom wieder abgibt. Darum sind die Mitochondrien und das stetige Vorhandensein von Glukose durch die Wirkung des Insulins absolut lebensnotwendig für die Bildung von ATP-Molekülen in den Zellen.

Insulin bewirkt also den Einstrom der Glukose in die Zellen. Besonders in den Leberzellen löst das Insulin die Aktivierung einer Serie glukoseverbrauchender Reaktionen aus (anaboler Ast). Bedeutsam ist die indirekte Aktivierung des

Enzyms Glykogensynthetase (GYS). Dieses Enzym bewirkt, dass Glukose zu tierischer Stärke (Glykogen) aufgebaut wird und in dieser Form gespeichert wird, als Vorrat für Momente erhöhten Bedarfs.

Die Korrektur zu tiefer Blutzuckerspiegel

Das Hormon *Glukagon:*

Die Alpha-Zellen (A-Zellen) des Pankreas produzieren Glukagon. Glukagon ist der direkte Gegenspieler gegen das Insulin. Es wird bei zu tiefen Blutzuckerwerten ausgeschüttet. Es dient zur Sicherstellung einer genügenden Versorgung der Zellen mit Glukose. Glukagon hebt aber auch die Konzentration freier Fettsäuren im Blut an, wenn diese zu tief sind und senkt die Konzentration an Aminosäuren im Blut, wenn diese zu hoch ansteigt. Bei Stress erhöht der Sympathikusanteil des vegetativen Nervensystems über β-2-Rezeptoren die Ausschüttung von Glukagon. Glukagon hat weitgehend die entgegengesetzte Wirkung zu Insulin. Zwischen den Mahlzeiten oder bei Hunger stellt es einen genügenden Nüchternblutzuckerspiegel für den Zellstoffwechsel sicher. Dies tut es, indem es in der Leber die Umwandlung von Glykogen zu Glukose fördert (Glykogenolyse), den Aufbau von Glukose aus anderen Molekülen fördert (Gluconeogenese), den Abbau von Unterhautfettgewebe fördert und in der Leber die Bildung von Ketonkörpern aus Fettsäuren bewirkt (β-Oxydation).

Die Wirkung von Stress auf den Blutzuckerspiegel

Adrenalin und Cortisol

Bei Anstrengung, Infektionen, Ärger, Angst oder Wut aktiviert das Gehirn die so genannte Stressachse, indem es über die Hirnanhangsdrüse (Hypophyse) das Nebennierenhormon Cortisol ausschüttet. Zudem bewirkt die Aktivierung des sympathischen Nervensystems durch Stress an der Nebenniere direkt eine Ausschüttung von Adrenalin, welche das ganze Herz-Kreislaufsystem und die Atmung auf zusätzliche Leistung trimmt. Adrenalin aktiviert wie Glukagon den Abbau von Glykogen, um bei Stress dem Stoffwechsel mehr Glukose für die Mitochondrien und damit für die Zellenergie zur Verfügung zu stellen.

Ausserdem aktiviert das Stresshormon Adrenalin in der Muskulatur das Enzym Glykogenphosphorylase. Auch das Stresshormon Cortisol erhöht den Blutzuckerspiegel. Gleichzeitig aktiviert ein dauerhafter Stress Entzündungsmediatoren (Interleukine, Interferone und Tumornekrosefaktoren).

Ein Leben in dauerndem Stress bedeutet daher ein zusätzliches hohes Risiko für eine Erkrankung an Diabetes mellitus. Zudem bewirkt es über die Stressachse eine allgemeine Entzündungsbereitschaft, die sich oft in rheumatoiden Schmerzen oder Fibromyalgie äussert.

Entzündungen verursachen oxydativen Stress und die Bildung freier Radikale und dadurch ein erhöhtes Risiko für degenerative Krankheiten, Krebs und Demenz. Die bei Stress erhöhten Adenosinmonophosphat-Spiegel in der Leber und der Skelettmuskulatur aktivieren das Enzym Glykogenphosphorylase (PYG)[8].

Der Aufbau und Abbau des Glukosespeichernden Glykogens sind beide über die Phosphorylierung der Schlüsselenzyme Glykogenphosphorylase (PYG) und Glykogensynthetase (GYS) gegenläufig reguliert. Das bedeutet, dass die Speicherung von Glukose nie gleichzeitig mit der Freisetzung aus Glykogen stattfinden kann.

Die Zuckerausscheidung im Urin

Die Nieren resorbieren die Glukose beim Gesunden nahezu vollständig ins Blut zurück. Bei Blutzuckerwerten über 11,1 mmol/l (200 mg/dl) ist aber die Kapazität der Nierenkanälchen für die Rückresorption von Glukose erschöpft, so dass – je höher der Blutzuckerspiegel ansteigt, desto mehr – Glukose mit dem Harn ausgeschieden wird (Diabetes mellitus). Diese Rückresorptionskapazität der Nieren ist individuell etwas verschieden. Bei Schwangeren ist sie meistens deutlich tiefer, so dass schon bei tieferen Blutzuckerwerten Glukose im Urin erscheint. Der Zuckergehalt des Harns behindert aber auch die Wasserrückresorption auf osmotischem Weg. Darum steigt bei zu hohen Blutglukosespiegeln auch die ausgeschiedene Wassermenge an. Der Zucker „zieht“ sozusagen das Wasser mit sich in den Harn. So kommt es beim Diabetes mellitus zu vermehrter Harnausscheidung (Polyurie) und vermehrtem Durst (Polydipsie).

Die Ausscheidung von Ketonkörpern im Urin

Bei Mangel an Insulin bleibt die Glukose im Blut und in der Zwischenzellsubstanz ausserhalb der Zellen und steht dem energieliefernden Abbau in den Mitochondrien im Zellinnern nicht zur Verfügung. Die Zellen bleiben sozusagen in einem Hungerzustand.

Darum baut der Körper als Notregulation, wie bei langdauerndem Fasten, Fettgewebe ab, um die nötige Energie zu erhalten. Beim Fettabbau entstehen Ketonsäuren. Dies sind Abbauprodukte von Fettsäuren. Der Abbau des Fettgewebes hinterlässt also eine Flut von Ketonsäuren, so besonders Azeton. Ketonsäuren haben eine doppelte Sauerstoffbindung. Deshalb drängt deren Sauerstoffatom stark nach einer Bindung an andere Moleküle. Sauerstoffbindung bedeutet Oxydation. Ketonsäuren sind daher starke Oxydantien. So entsteht oxydativer Stress in den Geweben. Oxydativer Stress bedeutet Degeneration.

Ist der Mangel an Insulin drastisch, was eher beim Diabetes Typ 1 vorkommt, wo die Inselzellen durch Antikörper zerstört sind, entstehen so viele Ketonsäuren, dass die Übersäuerung lebensgefährlich werden kann. Man nennt dies *Ketoazidose*. Bei der Ketoazidose entsteht ein Azetongeruch des ganzen Körpers, der an faulende Äpfel erinnert.

Damit eine gefährliche Übersäuerung rechtzeitig erkannt werden kann, messen die Teststreifen zur Untersuchung auf Glukose im Harn gleichzeitig die Ketonkörper.
Beim Diabetes des Typs 2 besteht die Gefahr einer Ketoazidose nur selten und nur nach jahrelangem Verlauf, wenn die Inselzellen vollkommen erschöpft und grösstenteils zugrunde gegangen sind.

Die verschiedenen Arten von Diabetes mellitus

1965 veröffentlichte die Weltgesundheitsorganisation (WHO) Empfehlungen zur Klassifikation und Diagnostik des Diabetes mellitus, damit die verschiedenen Diabetestypen klar unterschieden werden können. 1998 wurde diese Einteilung geändert, so wie im Folgenden dargestellt:

Typ-1-Diabetes mellitus:
Diabetes mit absolutem Insulinmangel durch vollständige Zerstörung der insulinproduzierenden Betazellen der Bauchspeicheldrüse (Pankreas).

Typ I A: die Betazellen sind durch Autoantikörper zerstört
Typ I B: die Ursache der Zerstörung der Betazellen ist unbekannt (idiopathisch)

Typ-2-Diabetes mellitus:
Bei dieser Diabetesform besteht ein überhöhter Insulinspiegel im Blut (Hyperinsulinismus) wegen der Insulinresistenz.
Durch die durch Fehlernährung erzeugte degenerative Verschlackung der Zwischenzellsubstanz mit sinnlosen Stoffwechselprodukten gelangt die Glukose nicht mehr korrekt an die GLUT-4-Rezeptoren der Zellmembranen heran. Dadurch ist der Einstrom in die Zellen behindert. Lange Zeit können die Inselzellen die mangelnde Wirkung an den Zellmembranen dadurch kompensieren, dass sie die Insulinproduktion steigern (Hyperinsulinismus).
Bei längerem Bestehen dieses Zustandes allerdings erschöpfen sich die Inselzellen. Dann sinkt der Insulinspiegel, da nicht mehr genug Insulin für die Versorgung der Zellen erzeugt werden kann (Diabetes Typ 2 mit erniedrigtem Insulinspiegel). Die WHO-Klassifikation unterscheidet hier folgende Subtypen:

Typ 2 A: ohne Adipositas (Fettleibigkeit)
Typ 2 B: bei Adipositas

Andere seltene Diabetestypen:

A: Seltene vererbte Defekte der Betazellen der Bauchspeicheldrüse
B: Seltene genetische Defekte der Insulinwirkung (Rezeptordefekte)
C: Diabetes durch Erkrankung oder Zerstörung der Bauchspeicheldrüse
D: Diabetes durch andere hormonelle Störungen
E: Diabetes, verursacht durch die Toxizität von Medikamenten oder Chemikalien, Drogen oder Giftstoffe
F: Diabetes während Infektionskrankheiten
G: Diabetes durch seltene Störungen des Immunsystems
H: Erbkrankheiten, die mit Diabetes assoziiert sind.

Der Diabetes mellitus des Typs 1

Früher wurde er juveniler Diabetes genannt, da er damals fast nur bei Kindern und Jugendlichen vorkam. Heute sind aber auch Erwachsene betroffen, obschon er noch immer am häufigsten zwischen dem 11. und 13. Lebensjahr ausbricht.

Die Ursachen des Diabetes Typ 1

Die Ursache wird heute als multifaktoriell betrachtet, da sowohl genetische Ursachen, als auch Umweltfaktoren gefunden worden sind.

Genetische Ursachen
Bis heute wurden mehr als 50 Gene gefunden. Dabei wirken mehrere Gene zusammen. Es müssen also mehrere genetische Veränderungen vorliegen, damit ein erbbedingter Diabetes des Typs 1 in Erscheinung tritt. Dass nur ein einzelnes Gen die Ursache ist, kommt nur ganz selten vor[9].

Besonders die so genannte MHC-Region auf dem kurzen Arm des Chromosoms 6 konnte für den Diabetes des Typs 1 verantwortlich gemacht werden. Interessant ist, dass gerade die Gene HLA-A und HLA-B dieser Region von Bedeutung sind, welche die Erbinformationen für die Bildung von Proteinen auf der Oberfläche von Körperzellen enthalten, die der Unterscheidung zwischen körpereigenen Zellen und körperfremden Zellen dienen[10].

Man vermutet, dass Gene ausserhalb dieser HLA Region eine wesentlich geringere Bedeutung als Ursache für den Diabetes Typ 1 haben. Dazu gehört das Gen für die Produktion von Insulin (INS) und das Gen CTLA 4, das für die Regulierung der T-Lymphozyten verantwortlich ist.

Umweltfaktoren als Ursache des Diabetes des Typs 1
Von grosser Bedeutung ist, dass sich die Inzidenz (Häufigkeit) des Diabetes des Typs 1 in den Industrieländern in relativ kurzer Zeit nahezu verdoppelt hat. Dies weist auf eine hohe Bedeutung von Umweltfaktoren wie der Lebens- und Ernährungsweise in den sogenannten „zivilisierten“ Ländern hin.

Die Immunkompetenz der Lymphzellen, das heisst die Schärfe, mit welcher die Immunzellen körpereigene von körperfremder Substanz unterscheiden können, ist dafür entscheidend, dass keine Autoimmunreaktionen auftreten. Diese Gefahr besteht immer dann, wenn ein Antigen in den Körper gelangt, welches einer körpereigenen Substanz ähnelt.

Die Lymphzellen werden im Knochenmark gebildet. Dann gelangen sie in die Riesenfläche der Darmschleimhaut (rund 32 m^2). Im Mikroskop betrachtet, ist diese wie eine Leopardenhaut dicht mit Lymphzellnestern durchsetzt, den so genannten Payerschen Plaques. Dort gehen die jungen Lymphozyten zur Schule und lernen körperfremd von körpereigen zu unterscheiden und sie lernen auch zu erkennen, was toleriert und was abgewehrt werden muss. Die Gesundheit der Darmschleimhaut, die Qualität der Schleimschicht über den Darmschleimhautzellen, das gesamte Milieu im Darm und das riesige Ökosystems der Bakterienflora im Innern des Darms sind für die gesunde Reifung der Immunzellen in diesen Lymphzellnestern von entscheidender Bedeutung. Nur in einem gesunden Darm entstehen immunkompetente Immunzellen.

Nach Erreichen ihrer Immunkompetenz wandern die Lymphozyten ins Blut und ins Lymphsystem des ganzen Körpers aus, um überall ihre Arbeit zu verrichten, die darin besteht, das Immunsystem gegen Fremdes und Schädliches zu mobilisieren. Autoimmunreaktionen treten auf bei krankem Milieu im Darm, das heisst da, wo die Immunkompetenz der Lymphozyten und dendritischen Zellen mangelhaft ausgebildet ist.

Beim Diabetes des Typs 1 richten sich auf diese Weise gegen fremdartige Eiweisse gebildete Antikörper auch gegen körpereigene Eiweisse auf den Inselzellen der Bauchspeicheldrüse (Kreuzreaktion, molekulare Mimikry). Zudem nehmen die Wissenschaftler an, dass das Immunsystem für die Bildung von Antikörpern gegen Inselzellen besonders in den frühen Lebensmonaten gefährdet ist, da dieses bis zum neunten Lebensmonat noch nicht ausgereift ist.

Die Kaiserschnittentbindung als wesentliche Teilursache des Diabetes Typ 1
In einer Langzeitstudie an 1650 Kindern[11] wurde nachgewiesen, dass das Risiko von Kindern zuckerkranker Eltern mit 4,8 % doppelt so hoch ist, bis zum Alter von 12 Jahren an einem Diabetes des Typs 1 zu erkranken, wenn sie durch einen Kaiserschnitt entbunden worden sind, als nach einer natürlichen Geburt. Nach natürlicher Entbindung beträgt das Risiko für einen Diabetes Typ I 2,2 %. Diesen Unterschied haben die Forscher dadurch erklärt, dass die Kaiserschnittentbindung, wie schon früher nachgewiesen worden war, eine mangelhafte Ausbildung der kindlichen Darmflora bewirkt. Damit hat man erkannt, dass die Kaiserschnittentbindung das grösste nicht genetische Risiko für einen Diabetes des Typs 1 darstellt, wenngleich dies in Zusammenhang mit anderen Faktoren betrachtet werden muss[12].

Viren als Teilursache des Diabetes Typ I
Eine Rötelninfektion in der Schwangerschaft führt zu 50 % zu einem Diabetes des Typs 1 des Kindes. Zudem wurden folgende Viren verdächtigt, Diabetes zu verursachen: das Coxsackie B-Virus, Echoviren, Cytomegalie- (CMV) und Herpesviren. Die Forscher einer grossen internationalen Studie (TEDDY-Studie) kamen jedoch zum Schluss, dass eine ursächliche Bedeutung dieser Viruserkrankungen sich als relativ unwahrscheinlich herausgestellt habe[13].

Autoimmunreaktionen gegen Insulin
Lymphozyten von Menschen mit Typ-1-Diabetes reagieren gegen das Peptidhormon Insulin. Dies wird heute hauptsächlich für die Autoimmunreaktion gegen die Inselzellen verantwortlich gemacht.

Bafilotoxine aus schwärzlich angefaulten Stellen von Wurzelgemüsen
Angefaulte Wurzelgemüse wie Kartoffeln, Karotten usw. enthalten besondere Bakterien (Streptomyceten), welche Bafilomycine bilden. Im Tierversuch verursacht Bafilomycin A 1 schon in Spuren, die in Nanogramm gemessen werden müssen, Diabetes durch nachweisliche Schäden an den Inselzellen der Tiere. Bafilomycin 1 störte bereits in minimalen Mengen die Entwicklung der Langerhansschen Inseln der Bauchspeicheldrüsen trächtiger Mäuse und erzeugte bei deren Nachwuchs Diabetes des Typs 1[14].

Vitamin D-Mangel als Teilursache für Diabetes des Typs 1
Eine konsequente Vitamin D-Gabe an Säuglinge und Kinder verringert deren Risiko für einen Diabetes des Typs 1. Kinder, die in den Niederungen unter 1200 m Höhe, wo im Winterhalbjahr das Sonnenlicht fast kein UVB-Spektrum enthält, aufwachsen, sind für einen Vitamin-D-Mangel besonders gefährdet. Kinder mit Vitamin-D-Spiegeln im oberen Normbereich hatten das geringste Risiko[15].

Häufige Atemwegsinfektionen im Kindesalter als Teilursache des Diabetes des Typs 1
Bei Kindern, die besonders im Säuglingsalter häufig Atemwegsinfektionen durchgemacht hatten, wurde gefunden, dass sie für einen späteren Diabetes des Typs 1 gefährdet sind. Dabei fanden die Forscher schon im Alter von 6 Monaten, Jahre vor dem Ausbruch des Diabetes, Autoantikörper gegen Inselzellen[16].

In der gängigen allgemeinmedizinischen und pädiatrischen Praxis werden Säuglinge sehr häufig zur Vorsicht sogleich mit Antibiotika behandelt. Jedes Antibiotikum schädigt die Darmflora und dies vor dem Alter von 9 Monaten, wo das Immunsystem noch nicht zur Reife entwickelt ist. Hinzu kommt, dass Impfviren aus Mehrfachimpfungen heute ab dem frühen Säuglingsalter appliziert werden, ebenfalls bei noch völlig unreifem Immunsystem. Erfahrene Ärzte beobachten Lymphdrüsenschwellungen und häufige Atemwegsinfekte, Anginen und Mittelohrentzündungen der Kinder nach den frühen Mehrfachimpfungen, die wiederum zu häufigen antibiotischen Behandlungen Anlass geben.
Diese Praxis des aktuellen medizinischen Paradigmas muss dringend in Frage gestellt und geändert werden.

Kuhmilchersatzprodukte bei kurzer Stillzeit
Dass Säuglinge mit kurzer Stillzeit, die mit Kuhmilch-Ersatzprodukten aufwachsen, ein höheres Risiko für die spätere Entwicklung eines Diabetes des Typs 1 wird vermutet und derzeit diskutiert[17].

Frühe Glutenexposition und Diabetes Typ 1
In Versuchen mit Mäusen wurde gezeigt, dass eine frühe Exposition mit Gluten die Darmflora der Tiere verändert und deren Glukosetoleranz verschlechtert. Es wird vermutet, dass eine frühe Gabe von glutenhaltigem Getreide das Kind für einen Diabetes des Typs 1 gefährdet[18].

Das Geschehen bei Diabetes des Typs 1

Wie wir gesehen haben, ist der Diabetes des Typs 1 in den meisten Fällen eine Autoimmunkrankheit. Die Autoimmunentzündung (Insulinitis) zerstört die insulinproduzierenden β-Zellen der Langerhansschen Inseln in der Bauchspeicheldrüse. Erst wenn ca. 80–90 % der β-Zellen zerstört sind, wird der Typ-1-Diabetes manifest. Anfangs lässt sich noch eine kleine Restmenge an Insulin messen.

Der Insulinmangel wirkt sich folgendermassen aus:
Wie bereits beschrieben, kann die Glukose ohne Insulin nicht in die Zellen eindringen. Sie steht den Mitochondrien nicht zur Verfügung. Die Zelle gerät in einen Hungerzustand. Im Blut steigt dagegen der Glukosespiegel an.

Da es auch in den Leberzellen an Glukose mangelt produzieren diese ungebremst Traubenzucker (Gluconeogenese). Die Leber erzeugt dadurch bis zu 500 g Traubenzucker pro Tag und gibt ihn ins Blut ab, ohne dass er in die Zellen gelangen kann. Der Hungerzustand der Zellen bewirkt einen massiven Abbau von Fettgewebe, so dass Fettsäuren das Blut überschwemmen. Zum Abbau der Fettsäuren sind Elemente aus dem Kohlenhydratstoffwechsel nötig, der aber ohne Glulkose nicht möglich ist. Darum werden die Fettsäuren über einen Nebenweg abgebaut, indem sie zu Ketonkörpern umgewandelt werden (Azeton, Betahydroxybuttersäure, Acetessigsäure). Diese fallen in grosser Menge an und erzeugen eine gefährliche Übersäuerung des Körpers (Ketoazidose). Diese Säureflut beeinträchtigt sämtliche übrigen Vorgänge des Stoffwechsels.

Nach Überschreiten der Nierenschwelle für die Resorption der Glukose beginnt die Zuckerausscheidung im Harn, die immer mehr Wasser mit sich zieht. So kommt es zu grossen Harnmengen (Polyurie) und ständigem Durst (Polydipsie). Dauert der Zustand an, so entstehen gefährliche Elektrolytverschiebungen und der Organismus trocknet aus (Dehydratation, Exsikkose). Dauert dieser Zustand noch weiter an, so trübt sich das Bewusstsein bis zur Bewusstlosigkeit (diabetisches Koma).

Die klinischen Symptome des Diabetes des Typs 1

Der Ausbruch des Diabetes 1 kann plötzlich geschehen. Typisch dafür ist ein massiver Gewichtsverlust innerhalb von Tagen mit Austrocknung (Exsikkose), die man an stehenden Hautfalten und matten Schleimhäuten erkennen kann, bei gleichzeitig massiven Urinmengen. Oft fällt der Azetongeruch in der Atemluft auf. Die Ketoazidose erzeugt starken Brechreiz und Erbrechen. Oft entstehen Wadenkrämpfe wegen der Elektrolytverschiebungen und Bauchschmerzen. Immer sind die Patienten sehr erschöpft und kraftlos. Sie leiden an Sehstörungen, Kopfschmerzen und Konzentrationsstörungen.

Zur Insulintherapie des Typ-1-Diabetes
Diese wird weiter unten detailliert beschrieben. Beim Typ-1-Diabetes muss der Insulinmangel immer durch die Injektion von Insulin kompensiert werden, da die Inselzellen sich nicht regenerieren können. Manche Patienten werden auf gentechnisch hergestelltes Insulin allmählich resistent und die Komplikationen und Spätfolgen können durch die Insulintherapie allein nur teilweise verzögert werden. Deshalb ist die in diesem Buch beschriebene Diätetik und Ordnungstherapie gerade bei diesem Diabetestyp von grosser Bedeutung. Auch wenn auf Insulininjektionen nicht verzichtet werden kann, so verbessert die in diesem Buch beschriebene Diät die Ansprechbarkeit auf das synthetische Insulin, vermindert den Insulinbedarf, gleicht das Tagesprofil aus und richtet sich mit grosser Wirksamkeit gegen die Komplikationen und Spätfolgen des Diabetes mellitus.

Der Diabetes mellitus des Typs 2

Die frühere Bezeichnung „Erwachsenendiabetes" wurde fallen gelassen, da heute in den Industrieländern immer mehr auch ungünstig ernährte adipöse Kinder daran erkranken.
Bei dieser Diabetesform ist Insulin aus dem Pankreas vorhanden. Durch Fehlernährung und Einlagerung degenerativer Stoffwechselschlacken kann aber das Insulin an den GLUT-4-Rezeptoren der Zellmembranen nicht genügend wirken (Insulinresistenz). Die β-Zellen der Langerhansschen Inseln der Bauchspeicheldrüse messen die zu hohen Glukosewerte und versuchen lange Zeit die mangelnde Wirkung durch Überproduktion zu kompensieren. Meist ist dadurch der Insulinspiegel jahrelang erhöht (Hyperinsulinismus), bis die Inselzellen sich erschöpfen und teils zugrunde gehen.
Bis in die Neunzigerjahre hatte der Typ-2-Diabetes den Beinamen Altersdiabetes, da er bis dahin fast nur im höheren Alter in Erscheinung trat, während heute schon junge Erwachsene und adipöse Kinder erkranken.

Oft wird der Typ-2-Diabetes viel zu spät erkannt und zu spät behandelt, da er sich allmählich, schleichend entwickelt. Meistens werden leider die Ursachen nicht wirklich angegangen. Auch die Patienten neigen manchmal dazu, das Problem zu verdrängen, da sie anfangs noch nicht wirklich leiden, denn spürbare Einschränkungen der Gesundheit treten oft erst dann auf, wenn akute, teils irreversible Schäden bereits entstanden sind.

Die Fachgesellschaften der industrialisierten Länder geben heute meist einheitliche, nationale Versorgungsrichtlinien heraus, als Entscheidungshilfen für die Ärzte (Disease Management, integrierte Versorgung)[19].

Allgemein anerkannte Teilursachen des Typ-2-Diabetes

Die Ursache des Typ-2-Diabetes gilt ebenfalls als multifaktoriell. Offiziell gilt die Adipositas als Hauptursache. Übergewicht durch eine fett-, eiweiss- und zuckerlastige Ernährung führt zu Übergewicht, im Besondern im Bauchraum um die Leber, um die Bauchspeicheldrüse und an den Bauchdecken. Dies wurde als wichtigste Ursache für den Typ-2-Diabetes offiziell anerkannt.

Wird eine gesunde Körperzelle mit Insulin stimuliert, so baut sie vermehrt Glukose-Transportproteine vom Typ 4 (GLUT 4) in die Zellmembran ein. Bei Diabetes ist diese Fähigkeit vermindert. Der genaue Mechanismus der Insulinresistenz gilt offiziell als unklar. Es wurde nachgewiesen, dass es sich nicht um einen Defekt der Transportproteine GLUT 4 handelt. Im Fettgewebe übergewichtiger Menschen wird das Retinol-Binding-Protein 4 (RBP-4) in grosser Menge produziert und zwar im selben Ausmass in welchem die Insulinresistenz besteht. Deshalb wird vermutet, dass das RBP-4 bewirke, dass die Muskel- und Leberzellen auf Insulin vermindert ansprechen würden[20]. Ob dieser Zusammenhang ursächlich von Bedeutung ist, ist noch nicht geklärt.

Nicht nur bei adipösen Menschen ist die Ernährung eine bedeutende Ursache des Diabetes mellitus. So wurde zum Beispiel in drei longitudinalen Kohortstudien nachgewiesen, dass ein regelmässiger Konsum von gesüssten Fertigfruchtsäften das Diabetesrisiko auch bei Menschen, die nicht fettleibig sind erhöht, während ein regelmässiger Genuss von frischem Obst, so besonders von Äpfeln, Heidelbeeren und Weintrauben das Diabetesrisiko deutlich senkt[21].

Genetische Risikofaktoren für einen Typ-2-Diabetes

Ein multigenetisch bedingter Risikofaktor für diese Diabetesform wird angenommen und für die unterschiedlichen Verlaufsformen verantwortlich gemacht. Im Jahr 2004 gelang es, eines der beteiligten Gene zu finden. Es wird PTPN1-Gen genannt und befindet sich auf dem Chromosom 20. Dieses Gen ist verantwortlich für die Herstellung des Protein-Enzyms Tyrosin-Phosphatase (N1). Man hat mehrere Varianten dieses Gens gefunden. Bei etwa jedem dritten weisshäutigen Amerikaner fanden die Forscher die für einen Diabetes riskante Form dieses Gens, bei ca. 45 % dagegen eine vor Diabetes schützende Form und bei etwa 20 % der untersuchten Menschen eine neutrale Form des PTPN1-Gens. Ist das von diesem Gen vermittelte Protein-Enzym Tyrosin-Phosphatase 1 der riskanten Variante im Überfluss vorhanden, so manifestiert sich eher eine Insulinresistenz. Bei Afro-Amerikanern scheint dieses Gen allerdings keine Rolle zu spielen, so dass dessen Bedeutung letztlich nicht klar geworden ist.

In einer grossen Studie wurden die Gensequenzen (Genom) von 2000 Personen aufgeschlüsselt. Dadurch konnte ausgeschlossen werden, dass seltene Mutationen in wenigen Genen für die Diabetes-Typ 2 Erkrankungen von Bedeutung sind. Man zog aus den Resultaten den Schluss, dass mehr als 20 Gene beteiligt sein müssen und dass seltene Mutationen keine bedeutende Rolle spielen können.

Weitere Teilursachen, die in der Lebensweise liegen

Stress und Diabetes des Typs 2

Die Insulinresistenz erhöht den Blutzuckerspiegel. Als Antwort wird auch mehr Glukagon gebildet, um in den Leberzellen die Produktion von Glukose zu steigern (Gluconeogenese). Wie schon gesagt, steigern auch die Stresshormone Cortisol und Adrenalin die Gluconeogenese.
Bei Mäusen haben Nachkommen gestresster Vatertiere häufig hohe Blutzuckerspiegel. Stresshormone bewirken, dass sich weitere Methylgruppen an ein Gen in den Samenzellen (Sperma) der Vatertiere anlagern. Diese epigenetische Mutation führt zu einer unkontrollierten Zuckerproduktion in der Leber der Tiernachkommen[22].

Vitamin D und Diabetes des Typs 2

In 28 Studien mit fast 100 000 Teilnehmern wurde nachgewiesen, dass ein Vitamin-D-Spiegel an der oberen Normgrenze das Diabetesrisiko um ca. 50 % reduziert. Bei hohem Vitamin-D-Spiegel war auch das metabolische Syndrom (Übergewicht, Bluthochdruck, Fettstoffwechselstörung) um die Hälfte reduziert[23].

Stillen und Diabetesrisiko

In einer Kohortstudie wurde gezeigt, dass sich mit jedem Jahr, während welchem eine Frau ein Kind stillt, ihr eigenes Diabetesrisiko um ca. 15 % verringert. Nach dem Abstillen hält dieser Effekt noch mehrere Jahre an[24].

Krankheit, Wundheilung, körperlicher Stress und Bewegungsmangel

In diesen Situationen findet man eine erhöhte Konzentration des Enzyms Hämoxigenase-1 (HO-1). Hohe Hämoxigenase-1-Konzentrationen verschlechtern den Zustand der Patienten zusätzlich und stehen im Verdacht, Diabetes des Typs 2 zu begünstigen.

Zuckerstoffwechsel und Arteriosklerose

Die Auswirkungen einer Ernährung, die reich ist an raffiniertem Zucker, rasch verdaulichen Kohlenhydraten (Auszugsmehl) auf den Fettstoffwechsel und die Erhöhung des Risikos für Herz- und Kreislaufkrankheiten:

Jede Mahlzeit, die Kohlenhydrate enthält, erhöht den Glukosespiegel im Blut. Kohlenhydrate sind Nahrungsstoffe, die vorwiegend aus Molekülen bestehen, die lediglich aus Kohlenwasserstoffketten aufgebaut sind. Eine Reihe von Forschern tritt dafür ein, dass einer Ernährung mit rasch abbaubaren Kohlenhydraten und Zucker eine Hauptrolle in der Entstehung der Arteriosklerose zuzuschreiben ist. Die Herz-Kreislaufkrankheiten durch Arteriosklerose sind eine der wichtigsten Folgen des Diabetes mellitus. Viele Versuchsergebnisse sprechen dafür, dass sich dies besonders dann bewahrheitet, wenn es sich um Fabrikzucker, Weissmehlprodukte und andere raffinierte Kohlenhydrate im heute üblichen Übermass handelt.

Die Stärke des weissen Auszugsmehls wird nach dem Verzehr innert Kürze in Zuckermoleküle aufgespalten. Zuckerarten, die aus mehreren verschiedenen Zuckermolekülen bestehen, wie die Saccharose des Kochzuckers, die Fruktose und die Laktose, werden ebenfalls augenblicklich zu einfachen Zuckermolekülen aufgespalten und danach sogleich in Glukose umgewandelt, die dann zur Bildung von Zellenergie in den Mitochondrien dient und dort vollständig zu Kohlendioxyd und Wasser abgebaut wird.

Überschüssige Kohlenhydrate, die zur Energiedeckung unnötig sind, werden zu Fett umgewandelt und ins Fettgewebe eingelagert.

Man unterscheidet einfache Kohlenhydrate wie verschiedene Zuckerarten und komplexe Kohlenhydrate, deren Zuckergehalt polymerisiert und an viele andere Moleküle gebunden ist, so dass die Zucker erst nach viel Arbeit durch die Verdauungsenzyme allmählich herausgelöst werden können.

Einfache Kohlenhydrate, wie Fabrikzucker, Weissmehlprodukte und andere raffinierte Kohlenhydrate können entscheidend zur Stoffwechselentgleisung beitragen. Überschüssige, sinnlos zugeführte Nahrungsstoffe lagern sich als entartete, oxydierte Fette und oxydiertes (ranziges) LDL-Cholesterin, organische Säuren und Amyloide (degenerative Eiweisse) in die Zwischenzellsubstanz, auch Matrix oder Grundsubstanz des zarten Bindegewebes genannt, ein. Diese Matrix, die alle Zellen unseres Körpers umgibt, wird bei einer Ernährung mit solchen einfachen Kohlenhydraten mit degenerativen Stoffwechselabfallprodukten verschlackt und kann ihrer Funktion als Molekularsieb und Informationsleitungssystem nicht mehr gerecht werden. In Arterienwänden entsteht durch diese Einlagerungen Arteriosklerose. Dies kann verhindert werden durch den Verzicht auf den gewohnheitsmässigen Genuss von Weissmehlspeisen und raffiniertem Zucker und die Wahl vollwertiger Getreide und natürlicher Süssungsquellen (Früchte, Honig).

Glykämischer Index und glykämische Ladung

Die Aufnahme von Nahrung lässt den Glukosespiegel im Blut ansteigen, bis er durch die Ausscheidung von Insulin und durch die Verwertung der Glukose in den Zellen wieder abfällt.

Der glykämische Index (glycemic index GI)

Die Geschwindigkeit, das Ausmass und die Dauer mit welcher ein Nahrungsmittel beim gesunden Menschen die Erhöhung des Blutzuckerspiegels bewirkt, bezeichnet man als *glykämischen Index (GI)*. Bildhaft entspricht er der Fläche unter der Anstiegskurve der Blutglukose. Zu seiner Bestimmung wird der Glukosegehalt im zu testenden Nahrungsmittel errechnet. Dann wird die Anstiegskurve einer bestimmten Menge dieses Nahrungsmittels gemessen und mit derjenigen einer gleichen Testmenge mit reiner Glukose verglichen. Ein hoher glykämischer Index bedeutet, dass das Nahrungsmittel bei seinem Verzehr einen raschen, hohen Blutzuckeranstieg erzeugt, der die Ausschüttung einer grossen Menge Insulin auslöst, um eine rasche Rückkehr des Blutzuckerspiegels zurück zur Norm zu bewirken. Nach einem Nahrungsmittel mit tiefem glykämischem Index steigt der Blutzucker später, langsamer und länger an, was eine viel geringere Ausschüttung von Insulin benötigt. Nahrungsmittel mit hohem glykämischem Index wie die so genannten einfachen Zucker, Speisen aus weissem Auszugsmehl und raffiniertem Zucker, enthalten Glukose in schnell verfügbarer Form. Sie haben einen hohen glykämischen Index und gefährden uns für Diabetes mellitus und dessen Folgekrankheiten.

Die glykämische Ladung (glycemic load, GL)

Die glykämische Ladung eines Nahrungsmittels berechnet man, indem man seinen glykämischen Index (GI) mit seinem Gehalt an reinen Kohlenhydraten multipliziert. Nahrungsmittel mit hohem glykämischem Index und glykämischer Ladung stören den Fettstoffwechsel empfindlich. Sie erzeugen einen erhöhten Blutgehalt an gesättigten Fettstoffen (Triglyzeridspiegel) und einen tieferen HDL-Cholesterinspiegel[25, 26, 27]. Sie gefährden uns ganz besonders für Adipositas, Diabetes mellitus *Herz-Kreislaufkrankheiten und Arteriosklerose.* In einer Studie, die 75 521 Frauen während 10 Jahren betreute, entwickelten diejenigen, die sich mit Nahrungsmitteln von hoher glykämischer Ladung (GL) ernährten, viel häufiger einen Herzinfarkt[28]. Noch mehr Herzinfarkte erlitten diejenigen Frauen, die zusätzlich adipös waren und bei denen bereits eine Insulinresistenz nachgewiesen worden war[29].

Raffinierte Auszugsmehle enthalten mehr Stärke und weniger Fasern (Ballaststoffe), weniger sekundäre Pflanzenstoffe und essentielles Öl mit mehrfach ungesättigten Fettsäuren. Mehrere vergleichende Studien haben gezeigt, dass ein vermehrter Verzehr von Vollkorn anstelle von Weissmehlspeisen das Herzinfarktrisiko wirksam senkt[30, 31, 32, 33, 34].

Die Folgekrankheiten des Diabetes mellitus

Im Jahr 2016 waren in Deutschland mehr als 6 Millionen Menschen an Diabetes mellitus erkrankt und 2 von 100 000 Kindern und Jugendlichen. Dabei waren 305 000 unter Zwanzigjährige an Diabetes Typ 1 erkrankt. Wird der Diabetes mellitus in der heute allgemein üblichen Weise behandelt, so führt er mit der Zeit in grosse Tragik hinein, zu Amputationen, Erblindung, Herz-Kreislaufkrankheiten, Nierenversagen und Hämodialyse. ¾ der Diabetiker sterben schlussendlich an einem Herzinfarkt oder Hirnschlag[35]. Nach dem Gesundheitsbericht der deutschen Diabetesgesellschaft zum Weltdiabetestag 2010 wurden 11 oder mehr Jahre nach Diagnosestellung eines Diabetes des Typs II, nach der Häufigkeit geordnet, folgende Spätfolgen diagnostiziert[36]:

Bluthochdruck	80,1 %
Diabetische Retinopathie (Netzhautdegeneration)	24,1 %
Diabetische Neuropathie (Nervendegeneration)	23,0 %
Periphere arterielle Verschlusskrankheit (PAVK)	12,1 %
Herzinfarkt	11,1 %
Diabetische Nephropathie mit Niereninsuffizienz	9,7 %
Hirnschlag	7,4 %
Diabetisches Fusssyndrom	4,9 %
Amputation einer Gliedmasse	1,7 %
Erblindung	0,6 %

Sofern die Diät, welche in diesem Buch beschrieben, sorgsam und konsequent durchgeführt wird, können all diese tragischen Ereignisse und Komplikationen verhütet werden. Beim Diabetes des Typs 2 gehen die Insulinresistenz, das Körpergewicht und der Blutdruck allmählich zurück, die Schäden in den grossen und feinen Gefässen und im Nervensystem werden vermieden. Antidiabetische Medikamente können allmählich reduziert und unter sorgsamer Kontrolle mit der Zeit abgesetzt werden, sofern der Insulinspiegel noch erhöht war, da die Bauchspeicheldrüse beim Begin der diätetischen Behandlung noch nicht zu sehr erschöpft war. Im Folgenden werden die Schäden beschrieben, welche ansonst entstehen würden.

Die körperlichen Schäden durch Zucker

Viel Zucker bewirkt bedeutende Schäden durch das Phänomen der Glykation.

Als Glykation bezeichnet man eine chemische Reaktion von Zucker mit Eiweissen, Lipiden und Nukleinsäuren. Diese geschieht ganz spontan, ohne dass Enzyme beteiligt sind. Dabei entstehen so genannte *Glykationsendprodukte (advanced Glycation Endproduct, AGE).*

Die Glykation kann ausserhalb des Körpers geschehen (exogene Glykation) oder innerhalb des Körpers bei hohen Zuckerspiegeln im Blut und in der Zwischenzellsubstanz (endogene Glykation).

Die exogene Glykation

Ausserhalb unseres Körpers entsteht die Bindung von Zuckern an andere Substanzen, wenn man eiweisshaltige Nahrungsmittel zusammen mit Zuckern kocht oder brät. Dabei entstehen Geschmacksstoffe und Farbstoffe. Die Nahrungsmittelindustrie setzt dies gezielt zur Geschmacksverstärkung oder das Aussehen eines Produktes ein. Die dabei entstehenden Glykationsprodukte (AGE) galten früher als unbedenklich. Neuere Untersuchungsergebnisse deuten aber darauf hin, dass sie manche Erkrankungen mitverursachen. Die Glykation ausserhalb des Organismus (exogene Glykation) ist auch an der Bildung von Acrylamid durch Rösten und Braten beteiligt. Eine krebserregende Wirkung von Acrylamid wird diskutiert und kontrovers beurteilt.

Die endogene Glykation

Diese Spontanreaktionen von Zuckern mit körpereigenen Substanzen geschehen im Innern des Körpers, besonders im Blutkreislauf. Dabei reagiert besonders die Fruktose (Fruchtzucker) und die Galaktose (Milchzucker) und in geringerem Masse auch die Glukose (Traubenzucker) unkontrolliert mit körpereigenen Eiweissstoffen (Proteinen), ohne eine Beteiligung von Enzymen. Im Stoffwechsel entstehen daraus Substanzen (AGEs), wie Methylglyoxal, 3-Deoxyglucon und Dicarbonyle. Diese werden im ganzen Körper in der empfindlichen Grundsubstanz des zarten Bindegewebes zwischen den Zellen eingelagert und in den Zellgeweben angereichert. Dort verursachen sie bedeutende Schäden. Die Schäden durch die endogene Glykation entstehen besonders bei einer Ernährung mit viel Zucker und Weissmehlspeisen, d.h. mit Nahrungsmitteln mit hohem glykämischem Index auch ohne Diabetes mellitus, viel stärker aber bei Menschen mit Diabetes. Über die endogene Glykation erhöht sich das Risiko für Herz- und Kreislaufkrankheiten und Arteriosklerose. Zudem verschlechtert sich die Wundheilung. Manche hierbei entstehende Glykationsprodukte (AGEs) verursachen Entzündungen und zwar dadurch, dass sie sich an besondere Rezeptoren der Monozyten (besondere Abwehrzellen des Blutes) binden. Dadurch produzieren diese die Entzündungsmediatoren Interleukin 1 und Tumornekrosefaktor α, sowie den Insulinähnlichen Wachstumsfaktor (insuline-like growth factor-1) und den Blutplättchenwachstumsfaktor (Platelet derived Growth Factor). Durch diese Aktivierung erhöht sich die Gefahr, dass sich in den Gefässen Blutgerinnsel bilden, ganz bedeutend. Durch die Glykation von Fettstoffen (Lipiden) in der weissen Nervensubstanz (Myelin) entsteht die diabetische Polyneuropathie und erhöht sich das Risiko für die Alzheimerdemenz. Die endogene Glykation erhöht auch das Risiko für Osteoporose, entzündliches Rheuma (Polyarthritis), Lungenemphysem (COPD) und für Blutvergiftungen (Sepsis).

Hohe Konzentrationen an solchen AGEs entstehen aber auch durch oxydativen Stress. Dieser steht im Zentrum der Ursachen degenerativer Krankheiten und wird nachfolgend im Zusammenhang mit der Schädigung des Nervensystems beschrieben.

Das Hämoglobin A1C entsteht durch Glykation des Hämoglobins in den roten Blutkörperchen. Wie oben beschrieben wird es diagnostisch genutzt, als „Gedächtnis" für zu hohe Blutzuckerspiegel über drei Monate, denn die roten Blutkörperchen, welche das Hämoglobin enthalten, leben drei Monate.

Die endotheliale Dysfunktion und die Arteriosklerose

Die endotheliale Dysfunktion entsteht durch Schäden an den Gefässinnenwänden durch häufige hohe Blutzuckerspiegel und zwar durch eine Reaktion von Zuckermolekülen mit Eiweissmolekülen der Innenschicht der Blutgefässe (Endothel). Lange Zeit wurde die Innenhaut der Blutgefässe als reine mechanische Schutzschicht und Abdichtung betrachtet. Mit genauerer Erforschung weiss man heute, dass das Endothel der Gefässe die Muskelspannung (Tonus) der Gefässwand und damit die Weite und Elastizität der Gefässe reguliert. Auch unterdrückt die innerste Zellschicht (Endothel) das Auswandern von Muskelzellen (Migration) und bindet Immunzellen (Adhäsion der Monozyten), aktiviert diese, damit sie Entzündungsmediatoren bilden und kontrolliert deren Auswanderung aus den Blutgefässen in die Zwischenzellsubstanz und in die Gewebe. Das Endothel beeinflusst den Stoffaustausch zwischen dem Blut und der Zwischenzellflüssigkeit (Homöostase), beeinflusst die Gerinnbarkeit des Blutes und die Fähigkeit, dass sich Gerinnsel wieder auflösen können (Fibrinolyse).

Beim gesunden Menschen reguliert das Endothel der Gefässe den Gefässwiderstand auf folgende Weise:

Bei Sauerstoffmangel, starken Strömungsscherkräften und durch die Wirkung des neurovegetativen Übertragungsstoffs Acetylcholin erzeugen die Endothelzellen Stickstoffmonoxyd (NO). Stickstoffmonoxyd wirkt sehr stark erschlaffend auf Muskelzellen. Es dringt durch die Gefässwand zu den glatten Muskelzellen der Gefässwände und bewirkt deren Erschlaffung. Somit erweitern sich die Gefässwände und nimmt der Gefässwiderstand ab (Vasodilatation) und dadurch strömt mehr Blut durch das betreffende Gefäss.

Bei Menschen mit Diabetes besteht eine endotheliale Dysfunktion. Dies bedeutet, dass diese Regulationsfähigkeit der Blutgefässe durch eine Reihe von Störungen in der Bildung von Stickstoffmonoxyd (NO) vermindert ist, so dass sie sich nicht erschlaffen können. Dadurch erhöht sich der Blutdruck.

Das Phänomen der Glykation und endothelialen Dysfunktion findet bei jedem Menschen mit hohem Konsum an Weissmehl und Zuckerspeisen statt und ist eine der wichtigen Ursachen der Volkskrankheit „Arteriosklerose“, auch wenn kein Diabetes ausgebrochen ist. Der Diabetes mellitus ist aber wegen seinen vaskulären Komplikationen gefürchtet, denn diese treten 2–4-mal häufiger auf als bei Menschen ohne Diabetes. Erhöhte Blutzuckerspiegel (Hyperglykämie) führen zur Bildung von Diacylglykol. Dieses aktiviert unter anderem das Enzym Proteinkinase C (PK-C). Dieses Enzym unterdrückt die Bildung von Stickstoffmonoxyd (NO), so dass das Gefässendothel die Gefässweite nicht mehr regulieren kann. Zudem regt dieses Enzym (PK-C) die Bildung der Substanz Endothelin-1 (ET-1) an, welche die Blutgefässe verengt (Vasokonstriktion). Dadurch werden die Gefässe eng und der Gefässwiderstand erhöht, so dass der Blutdruck ansteigt und die Durchblutung der Organe vermindert sich empfindlich.

Dasselbe Enzym (PK-C) aktiviert aber auch das Enzym NADP-Oxydase, welches reaktive oxydierende Substanzen und freie Radikale (Reactive oxygen species, R.O.S.) bildet. So ist es am Entstehen von oxydativem Stress beteiligt, der nachfolgend eingehend beschrieben wird. Diese sehr stark oxydierenden R.O.S. reagieren mit dem gleichzeitig gebildeten Stickstoffmonoxyd (NO) und wandeln dieses in Peroxinitrit (ONOO-) um.

Peroxinitrit ist ein gefährliches, enorm oxydierendes Radikal, das eine ganze Reihe oxydierender Vorgänge bewirkt und eine bindegewebige Verhärtung der Gefässwände erzeugt, durch Einlagerung von Kollagenfasern, Fibronectin und Laminin.

Der mindestens anfangs erhöhte Insulinspiegel beim Diabetes Typ II und die Insulinresistenz sind zudem bei der Verhärtung der Gefässwände und ihrer Unfähigkeit zur Erweiterung von Bedeutung. Hier kommt es zu einer teilweisen Störung des Insulinsignalweges an den Zellen der Gefässinnenwände (Endothel). Dadurch vermindert sich deren Fähigkeit Stickstoffmonoxyd (NO) zu bilden noch mehr. Zusätzlich fördert die Insulinresistenz die Bildung von Substanzen, welche die Arteriosklerose vorantreiben (Plasminogen Aktivator 1 (PAI-1) und ET-1 u.a.).

Das viele Fettgewebe bewirkt beim übergewichtigen Diabetiker des Typs II eine vermehrte Entzündungsbereitschaft, da es so genannte Adipokine absondert, so besonders den Tumornekrosefaktor α (TNF-α). Dieser ist sowohl am Entstehen der Insulinresistenz beteiligt, als auch an der Verminderung der Regulationsfähigkeit der Blutgefässe (endotheliale Dysfunktion)[37]. Die Verhärtung der Gefässwände führt zu fixiertem Bluthochdruck. Dies bedeutet, dass er wegen der Verengung und Starre der Gefässe im Schlaf und in der Entspannung nicht mehr absinken kann.

Die Spätfolgen des Diabetes mellitus im Herz-Kreislaufsystem

Die AGEs aus der exogenen Glykation werden beschuldigt, am Entstehen der Arteriosklerose und der schlechten Wundheilung des Diabetikers mitschuldig zu sein.

Diabetes schädigt die grossen Blutgefässe (Makroangiopathie) durch frühzeitige Ablagerung und Verkalkung der Gefässwände (Arteriosklerose), Angina pectoris, Herzinfarkt, Verschlüsse in den Beinarterien (periphere arterielle Verschlusskrankheit, PAVK) und Hirnschlag (Apoplexie) sind die Folge. Frauen mit Diabetes des Typs 2 haben ein höheres Risiko für diese tragischen Ereignisse als Männer.

Durch Schädigung der kleinen Gefässe kommt es zur Mikroangiopathie. Sie schädigt verschiedene Organe, besonders die Netzhaut der Augen (diabetische Retinopathie), die Nieren (diabetische Nephropathie) und die Nerven (diabetische Neuropathie).

Bluthochdruck und Diabetes

Menschen mit Typ-2-Diabetes leiden rund dreimal häufiger an Bluthochdruck als die Durchschnittsbevölkerung[38]. Ab einem Blutdruck von 115/70 verdoppelt sich das Risiko für einen Herz- oder Hirnschlag mit jedem Anstieg des unteren (diastolischen) Blutdruckwertes um 10 mm Hg. Der Bluthochdruck entsteht durch die Verhärtung der Blutgefässe im Rahmen der oben beschriebenen endothelialen Dysfunktion, die durch chemische Reaktionen des Zuckers mit den Gefässwänden zustande kommt, wenn oft erhöhte Blutzuckerspiegel vorhanden sind.

Diabetes und Arteriosklerose

Wie bereits erläutert, sind Diabetiker für Arteriosklerose deutlich stärker gefährdet als die Durchschnittsbevölkerung. Sie entsteht ebenfalls durch die oben beschriebenen Gefässschäden durch Glykation, oxydativen Stress und endotheliale Dysfunktion. Durch den oxydativen Stress, den die diabetische Stoffwechsellage verursacht, oxidieren die LDL-Cholesterinmoleküle. Die Makrophagen (Fresszellen) können diese nicht auflösen. Darum lagern sich diese als „Schaumzellen“, in die Arterienwände ein. Der Blutspiegel an Triglyceriden ist in der Regel nur bei Personen mit Übergewicht erhöht.

Ganz wichtig ist zu beachten, dass all diese Folgen durch die in diesem Buch beschriebene Diät vermieden werden können. Die Glykation und die gestörte Regulation und Verhärtung der Blutgefässe (endotheliale Dysfunktion) normalisieren sich, so auch der Blutdruck und die Fettstoffwechselstörung. Damit können die Arteriosklerose und deren gefährliche Spätfolgen wie der Herzinfarkt, der Hirnschlag oder Amputationen wegen Gefässverschlüssen trotz des Diabetes mellitus verhindert werden. Eine Therapie, die sich lohnt. Wir empfehlen hier auch die Lektüre des Bircher-Benner Handbuches Nr. 19 für Bluthochdruck, Herz- und Arteriosklerosekranke. Darin finden Sie viele wichtige Erklärungen und

Informationen zur Verhütung der Spätfolgen des Diabetes.

Das diabetische Fusssyndrom

Bei etwa 15 % der Menschen mit Typ II Diabetes entstehen im Laufe ihres Lebens schmerzlose, schlecht heilende Wunden an den Füssen. Bei 4 % entsteht jedes Jahr eine neue Wunde.
Wunden sollten normalerweise innert 2–3 Wochen vollständig ausheilen. Durch die oben beschriebenen Glykationsendprodukte (AGE) und durch die Störung der neurovegetativen Regulation, zufolge der Polyneuropathie, ist beim Diabetes die Wundheilung stark beeinträchtigt. Die Wunden entstehen oft unbemerkt an Druckstellen im Schuh oder durch Anstossen des Unterschenkels oder des Fusses. In der Regel sind solche Wunden stark infiziert.

Wenn die Nervenschäden fortgeschritten sind, entstehen Geschwüre, welche tief hinein, bis in die Knochen oder die Gelenke reichen können (Charcot-Fuss). Leicht kommt es dann zu einem Knochenbruch, den man nicht spürt, da jede Schmerzempfindung erloschen ist. Dann riskiert man, den gebrochenen Fuss weiterhin zu belasten. Ein Fuss ist dann warm, rot, geschwollen und deformiert, im Vergleich zum anderen.

Ein Arterienverschluss ist nur in etwa 15 % die Ursache des diabetischen Fusssyndroms. Bei jedem dritten Patienten sind beide Ursachen vorhanden, Arterienverschlüsse und eine Neuropathie.

Als Zeichen der Durchblutungsstörung sind die Füsse kalt, die Nägel verdickt, die Haut dünn, pergamentartig und bläulich blass. Meist kommt es zu Infektionen, die schwierig auszuheilen sind.

Wegen der fehlenden Berührungs-, Temperatur- und Schmerzempfindlichkeit werden Schäden und Verletzungen an den Füssen oft kaum beachtet, so dass sie sich arg verschlimmern.

Darum empfehlen wir die Beratung durch einen für Diabetes spezialisierten Podologen und folgendes Vorgehen:

- Jeden Tag die Füsse ganz sorgfältig überprüfen, ob Druckstellen, Schwellungen oder Verletzungen entstanden sind, besonders nach Wanderungen und beim Tragen neuer Schuhe.
- Es ist wichtig, die Füsse täglich mit lauwarmem Wasser sorgsam zu waschen, besonders auch zwischen den Zehen.
- Nach dem Waschen soll die Haut sorgfältig mit Fusssalbe, die je 1 % ätherisches Lavendel- und Rosengeranienöl enthält eingesalbt werden.
- Die Fussnägel sollen nicht mit Scheren oder Zwickern geschnitten werden, um Verletzungen zu vermeiden, sondern nur mit einer Nagelfeile sorgsam geformt werden.
- Die Schuhe sollen weit und aus weichem Leder sein. Täglich überprüfen, ob keine Unebenheiten darin sind.
- Strümpfe sollen aus Baumwolle sein, weich und ohne Nähte.
- Wegen der fehlenden Temperaturempfindung muss direkte Sonnenbestrahlung vermieden werden und dürfen die Füsse nicht zum Wärmen zum Ofen oder Kamin gehalten werden.
- Man soll nicht barfuss gehen, wegen der Verletzungsgefahr.

Die Behandlung des diabetischen Fusses gehört in die Hände des Hausarztes oder spezialisierter Zentren.

Oxydativer Stress im Zentrum der Ursachen neurodegenerativer Krankheiten und Demenz

Diese Krankheiten entstehen bei Diabetes mellitus wesentlich häufiger. Oxydativer Stress steht im Zentrum der Ursachen neurodegenerativer Krankheiten und Demenz.

Durch ungeeignete Ernährung, durch Reizmittel, Umweltbelastungen und ungeordnete Lebensweise, ionisierende, UV-A- und elektromagnetische Strahlung und wie wir bereits gesehen haben, häufige hohe Blutzuckerspiegel und Glykation, erleidet der Organismus oxydativen Stress. Dabei entsteht eine Stoffwechsellage, bei der eine das physiologische Ausmass überschreitende Menge an reaktiven Sauerstoffverbindungen (R.O.S. = reactive oxygen species) anfällt. Diese hochreaktiven oxydierenden Substanzen sind Moleküle mit mindestens einem ungesättigten Elektronenpaar, wodurch sie besonders reaktiv sind. Sie entstehen in den Mitochondrien, den die Glukose abbauenden „Kraftwerken" der Zellen, durch Elektronenübertragungen und das Enzym Cytochrom P 450-Oxydase.
Dabei bilden sich das Superoxydanionenradikal (O_2^-), Wasserstoffsuperoxid (H_2O_2), das Hydroxydradikal (OH*) und Nitroxygen (NO*).

Gesunde Zellen können dadurch, dass sie neutralisierende Substanzen bereithalten, diese hochreaktiven Sauerstoffverbindungen neutralisieren. Die wichtigste antioxydative Substanz, die der Körper hierfür bereitstellt, ist Glutathion, ein Peptid, das er aus den drei Aminosäuren Glutaminsäure, Cystein und Glycin herstellt. Weitere wichtige Antioxidantien sind Ubichinon (aktiviertes Coenzym Q 10), die Vitamine A, C und E sowie Selen und eine Vielzahl sekundärer Pflanzenstoffe aus vegetabiler Nahrung.

Bei oxydativem Stress im Stoffwechsel sind diese Reserven erschöpft. Dann kann oxidiertes Glutathion nicht mehr genügend in seine aktive, reduzierte Form zurückverwandelt werden, da auch das Enzym Glutathionreduktase erschöpft ist, wie auch andere Entgiftungsenzyme, so die Peroxyddismutase und die Katalase. Dadurch bleiben die hochreaktiven Oxydantien (R.O.S.) im Stoffwechsel liegen und beschädigen grosse Moleküle (Makromoleküle) in- und ausserhalb der Zellen.

Dies hat gefährliche Folgen. Die ungesättigten Fettsäuren der Zellmembranen werden oxydiert (Lipidperoxydation), was zum Untergang von Mitochondrien führt, so dass die Zellen sich erschöpfen, und viel mehr Energie aufwenden müssen zur Erhaltung ihres elektrischen Membranpotentials. Hinzu kommt die Beschädigung der lipidhaltigen Myelinscheiden der rasch leitenden Nervenfasern im Gehirn und Rückenmark und in den Nerven ausserhalb des zentralen Nervensystems durch die Lipidperoxydation. Hinzu kommt weiterhin die Beschädigung von Eiweissen (Proteinperoxydation) und der Erbsubstanz (DNA-Peroxydation), was zur Spaltung der DNA-Moleküle der Erbsubstanz (Genmutationen) und dadurch zur Umwandlung gesunder Zellen zu Tumor- oder Krebszellen führt.

Besteht oxydativer Stress, so bedeutet dies, dass sich der Organismus in einem vorzeitigen Alterungsprozess befindet, der die Lebenserwartung arg beeinträchtigt. Im Traubenzuckerabbau (Glukoseabbau in der so genannten Atmungskette der Mitochondrien) entsteht im gesunden Zustand als Endprodukt Wasser. In etwa 2 % geschehen dabei Fehler, so dass z.B. ein Sauerstoffatom sich mit nur einem statt mit 2 Wasserstoffatomen verbindet. Dadurch entsteht immer ein hochreaktives Spaltprodukt des Wassers, das Hydroxydradikal (OH*). Dieses freie Radikal ist so reaktiv, da das Sauerstoffatom des OH* Radikals mit grosser Kraft nach einem zusätzlichen Elektron aus irgendeinem anderen Molekül sucht. Weitere Radikale sind das Stickoxydradikal (NO*), das Chloridradikal (Cl*), das Bromradikal (Br*) u.a.

Die Bedeutung der freien Radikale liegt derzeit in grossem wissenschaftlichem Interesse im Zusammenhang mit der Erforschung der Ursachen verschiedener neurodegenerativer Krankheiten, wie der Alzheimerkrankheit (AD), der Multiplen Sklerose (MS), der amyotrophischen Lateralsklerose (ALS), der Chorea Huntigton und der Parkinsonschen Krankheit, sowie der diabetischen Neuropathie. Viele Studien weisen auf eine Zerstörung der Hirnstammganglien durch freie Radikale hin, als Ursache dieser immer häufiger werdenden Krankheiten. Bei der multiplen Sklerose bestehen Hinweise auf eine Schädigung der Myelinscheiden durch freie Radikale, so dass das Immunsystem gegen die oxydierten Lipide reagiert und bei der diabetischen Neuropathie ebenfalls.

Dass oxydativem Stress unter den Ursachen der neurodegenerativen Krankheiten eine Schlüsselrolle zukommt, ist unter den Wissenschaftlern heute anerkannt. Der Vorgang beginnt mit der Oxidation von Proteinen und Enzymen, die dadurch ihre Raumstruktur (Tertiärstruktur) verändern und eine unlösliche β-Faltblattstruktur bilden, die dann in Form von Aggregaten, den Lewy-Körperchen bei der Parkinson-Krankheit oder den β-Amyloidplaques und unlöslich gewordenen TAU-Proteinen bei der Alzheimerkrankheit im Gehirn abgelagert werden und die Nervenzellen zerstören.

Normalerweise wird die korrekte Faltung der Proteine mit Hilfe von speziellen Proteinkomplexen (Chaperonen) erreicht. Es wird vermutet, dass diese Chaperonkomplexe durch oxidativen und nitrosativen Stress so verändert werden, dass sie ihre Funktion bei der Herstellung einer korrekten dreidimensionalen Struktur der Proteine nicht mehr erfüllen können. Die in und ausserhalb der Nervenzellen abgelagerten unlöslichen degenerativen Eiweisse lösen den programmierten Zelltod (Apoptose) aus. Der Zelltod wird durch eine übermässige Ausschüttung des aktivierenden Neurotransmitters Glutamat ausgelöst. Glutamat aktiviert in den Zellmembranen einen Rezeptor (NMDA-Rezeptor), welcher einen andauernden Calciumeinstrom in die Nervenzellen auslöst. Dies aktiviert ein Enzym (NO-Synthetase), welches die Bildung des Stickoxydradikals (NO*) bewirkt. In den Mitochondrien hemmt übermässiges Calcium die Zellatmung. Dies führt zur massiven Bildung freier Radikale (R.O.S). Dabei wird das Radikal NO* zum hochreaktiven Peroxinitrit weiter oxidiert, das zusammen mit den anderen freien Radikalen (R.O.S) die Membranen durch Lipidperoxidation massiv schädigen. Diese Schäden setzen die Substanz Cytochrom C frei, welche die biologisch vorgegebene Kaskade der Zerstörung der Zelle (Apoptose) in Gang setzt. Es gibt im Gehirn einen zellerhaltenden Stoff, der die Nervenzellen vor einer Zerstörung durch Apoptose schützt. So würden diese durch gesunde Nachbarzellen geschützt. Da aber auch die Nachbarzellen angegriffen sind, fehlt dieser Schutzfaktor, so dass der Zelltod im Gewebe des Gehirns um sich greift.

Im Bircher-Benner Handbuch Nr. 24 zur Verhütung von Demenz und Alzheimerkrankheit erfahren Sie viel mehr über die Ursachen der Demenz und im Handbuch Nr. 1 für Multiple Sklerose, Morbus Parkinson und andere neurodegenerative Krankheiten werden Sie über die Ursachen, die Verhütung und soweit dies jeweils noch möglich ist die Heilung dieser Neurodegenerativen Krankheiten informiert.

Die diabetische Polyneuropathie

Neuropathie bedeutet „leiden vieler Nerven". Diabetes mellitus ist die häufigste Ursache von Polyneuropathie. Weitere verbreitete Ursachen sind ein regelmässiger Alkoholkonsum, Medikamente, Toxine, Autoimmunreaktionen (Guillain-Barré Syndrom), gewisse Infektionskrankheiten, die Chemotherapie und sie kann als Nebenerscheinung von Krebs entstehen (paraneoplastisches Syndrom).

Daneben kann eine Polyneuropathie viele weitere Ursachen haben: Vitamin B1-, B12- oder Vitamin E-Mangel, eine Autoimmunvaskulitis (Gefässentzündung durch Autoimminreaktionen), die Amyloidose (Einlagerung degenerativer Eiweisse in die Zwischenzellsubstanz durch die allgemein verbreitete Fehlernährung, ein Mangel des Spurenelements Kupfer, eine Schwermetallvergiftung durch Quecksilber und Zinn (Fischkonsum, Zahnamalgame, Chemikalien), Blei, Thallium (aus Rattengift) Cadmium oder Arsen.

Die Schädigung der Nerven macht sich zuerst in den längsten Nervenbahnen bemerkbar, in den Beinen, als Empfindungsstörung mit Kribbeln, Ameisenlaufen und Brennen in den Zehen. Diese Sensibilitätsstörungen steigen allmählich auf. Später werden auch die motorischen Nerven betroffen, so dass Lähmungen in den Füssen beginnen und allmählich nach oben aufsteigen.

Oft wird die Sensibilitätsstörung als „handschuh- oder sockenförmig" empfunden. Sie kann sehr quälend sein, besonders bei starkem brennendem Schmerz. Missempfindungen von Hitze, Kälte oder Schwellung plagen die Patienten sehr. Da die Sensibilität für den Druck des Körpergewichts auf die Fusssohlen und für die Stellung der Gelenke fehlen, wird der Gang zunehmend unsicher (peripher bedingte ataktische Koordinationsstörung). Dann ist es unmöglich, im Dunkeln oder mit geschlossenen Augen zu gehen. Da auch die Nervenfasern des vegetativen Nervensystems degenerieren, kommt es zur Unterversorgung der Gewebe mit Sauerstoff und Nährstoffen. Dadurch entstehen leicht Geschwüre, die nur sehr schwer wieder ausheilen. Die Haut wird sehr trocken, da die Fähigkeit zu schwitzen verloren geht (Hypohydrose). Bei weiterem Fortschreiten der Neuropathie leiden die Patienten zudem unter Darm- und Magenentleerungsstörungen, Impotenz und später auch unter zu raschem Herzschlag in Ruhe und grosser Lichtempfindlichkeit bei nervlich bedingter (neurogener) Unfähigkeit der Pupille, sich bei Lichteinfall zu verengen.

Die Polyneuropathie kann Ihr Arzt durch eine sorgsame neurologische Untersuchung diagnostizieren. Zur Bestätigung wird er Sie dem Neurologen überweisen für ein Elektroneurogramm und die Bestimmung der Nervenleitgeschwindigkeit.

Die diabetische Retinopathie

In Europa und Nordamerika ist Diabetes mellitus die häufigste Ursache einer Erblindung bei Menschen zwischen 20 und 65 Jahren. Beim Menschen mit Typ I Diabetes findet man nach 10–13 Jahren am Augenhintergrund erste Zeichen diabetischer Retinopathie und bei 90 % des Typ II Diabetes nach 20 Jahren. Menschen mit Typ I Diabetes erkranken zu 40 % an einer Retinopathie und doppelt so häufig, wie bei Typ II Diabetes. Wurde der Diabetes beiden Typs mit der allgemein üblichen Therapie optimal eingestellt, führte die Netzhauterkrankung nur bei 5 % der Patienten zu einer schweren Einschränkung des Sehvermögens[39]. Im Mittel erblinden im Ganzen 2 % der Diabetiker an dieser Krankheit. Oft wird der Diabetes des Typs II viel zu spät erkannt, so dass die Patienten bei Diagnosestellung zu 5 % bereits an einer Retinopathie erkrankt sind[40].

Die Retinopathie wird oft sehr spät bemerkt, da sie anfangs kaum Symptome verursacht. Darum ist eine jährliche augenärztliche Untersuchung jedes Patienten mit Diabetes mellitus unbedingt angezeigt. Zeigen sich dabei bereits Anzeichen einer beginnenden Retinopathie, so sind dreimonatliche Kontrollen notwendig.

Folgende Risikofaktoren für die Retinopathie sind anerkannt: die Dauer der Erkrankung an Diabetes mellitus, das Gelingen der Einstellung der Blutzuckerspiegel. Durch gutes Einstellen des Diabetes, so dass der Glykohämoglobin A1C-Spiegel nicht erhöht ist, kann die Netzhauterkrankung in der Regel verhindert werden. Während den Lebensphasen hormoneller Umstellung, der Pubertät und der einer Schwangerschaft ist bei Menschen mit Diabetes das Risiko eines Beginns oder Fortschreitens einer Retinopathie erhöht. Weitere anerkannte Risikofaktoren sind: ein Bluthochdruck, erhöhte Cholesterin- und Triglyceridspiegel oder wenn bereits eine Nierenschädigung (Nephropathie) vorhanden ist.

Die diabetische Retinopathie entsteht durch die Schäden, welche erhöhte Blutzuckerspiegel an der Innenschicht der feinen Gefässe der Netzhaut durch Glykation verursachen, d.h. durch chemische Reaktionen der Zucker mit den biochemischen Strukturen der Gefässinnenschicht (Endothel, Mikroangiopathie).

Man unterscheidet verschiedene Schweregrade: bei der so genannten nichtproliferativen Retinopathie sind Schäden an den Kapillaren der Netzhaut sichtbar, jedoch noch keine Vermehrung und Wucherung derselben. Schon bei der mildesten Form sieht man Aussackungen an den Kapillarwänden (Mikroaneurysmen). Gehen die Schäden weiter, so werden die Kapillaren undicht (Zusammenbruch der Blut-Retinaschranke)[41]. Nun lagern sich oxydierte Blutfette (harte Exsudate) in die Netzhaut ein. Durch Verschlüsse von Kapillaren kommt es zu punktförmigen oder auch grossflächigeren Blutungen in die Netzhaut. Auch die Wände der Netzhautvenen können perlschnurartig verdickt sein. Bei der noch weiter fortgeschrittenen Form der nichtproliferativen Retinopathie gibt es mehr Blutungen und Netzhautinfarkte durch Gefässverschlüsse (Cotton-Wool Flecken), Fragmentierung,

Verdickungen und die Bildung von Schleifen der Netzhautvenen und Zonen der Netzhaut, die nicht mehr von Blutgefässen versorgt sind. Die Netzhaut schwillt an (Netzhautödem), zuerst an einzelnen Stellen, später diffus. In den nicht mehr durchbluteten Bezirken der Netzhaut werden zunehmend Wachstumsfaktoren freigesetzt, welche Gefässneubildungen anregen (VEGF), um diese Netzhautbezirke zu retten. Dadurch geht die nichtproliferative Retinopathie bei jedem zweiten Patienten binnen eines Jahres in eine schwere proliferative Retinopathie über[42, 43].
Die Gefässneubildungen entstehen nicht nur in der Netzhaut, sondern auch im Glaskörper der Augen und bedrohen das Sehvermögen der Patienten massiv. Die Gefässneubildungen wachsen besonders aus der Stelle, wo der Sehnerv ins Auge eintritt (Papille) und aus relativ grossen Gefässen der Netzhaut. Besonders während plötzlichen Blutdruckanstiegen kommt es leicht zu Blutungen aus diesen grösseren Gefässen. Blutet es in den Glaskörper hinein, so verschlechtert sich die Sehschärfe plötzlich und drastisch. Durch die Gefässneubildung entstandene Gefässbäume können in einem späteren Stadium narbig zusammenschrumpfen und die Netzhaut abheben (traktive Netzhautablösung). Dies führt oft zur vollständigen Erblindung.
Die Botenstoffe für die Gefässneubildung wirken auch auf Gefässe der Regenbogenhaut (Iris) ein, die dadurch gerötet erscheint (Rubeosis iridis). Dadurch wird der Abfluss des Kammerwassers behindert, so dass der Augeninnendruck schmerzhaft ansteigt (rubeotisches Sekundärglaukom).

Menschen mit Diabetes vom Typ I leiden nach 15–20 Jahren zu 50 % an einer proliferativen Retinopathie, Menschen mit Typ-II-Diabetes zu 20–30 %. Gerade diese proliferative Form entsteht besonders häufig in der Pubertät oder während einer Schwangerschaft.

Die diabetische Makulopathie

Greift die diabetische Retinopathie besonders die Stelle des Scharfsehens (Macula retinae) an, so geht die Sehschärfe verloren, so dass man nicht mehr lesen oder Auto fahren kann.
Auch diese Form der Retinopathie entsteht durch die Schäden, welche ein erhöhter Zuckergehalt an den Gefässen durch direkte chemische Reaktionen von Zuckern des Blutes mit den Gefässwänden der Retina bewirken (Glykation). Die Blutversorgung der Macula kann bereits früh behindert werden. Die diabetische Makuladegeneration ist die häufigste Ursache für eine ausgeprägte Verschlechterung des Sehvermögens bei Menschen mit Diabetes mellitus. Sie kann in jedem Stadium der Krankheit auftreten.

Durch die in diesem Buch beschriebene Diät und eine optimale Einstellung der Blutzuckerspiegel können die Netzhauterkrankungen der Augen verhindert bzw. zum Stillstand gebracht werden[44].

Konventionelle Therapien der Retinopathie

Die Lasertherapie der Netzhaut

Diese wird durchgeführt, sobald Gefässneubildungen oder Glaskörperblutungen vorhanden sind.
Bei der *Lasertherapie der ganzen Netzhaut* (panretinale Lasertherapie) wird die Netzhaut an 1000–2000 Stellen gitterförmig mit Laserlicht bestrahlt und dadurch vernarbt. Dabei bleibt die Sehfähigkeit der bestrahlten Stellen erhalten. Als Nebenwirkung können aber das Farbsehen und Dunkelsehen verschlechtert werden. Erfolgt die Bestrahlung grossflächig, erzeugt dies oft als Spätfolge eine Einschränkung des Gesichtsfeldes oder ein Überwachsen der Netzhaut durch Neubildung von Membranen, welche die Sehfähigkeit schädigen.

Die *fokale Laserkoagulation* wird bei der Makulopathie eingesetzt. Die Laserbestrahlung vernarbt die Gefässneubildungen. Damit kann die Verschlechterung des Sehens oft etwas verzögert werden, jedoch nie die Sehfähigkeit verbessert werden.

Die Injektionstherapien in den Glaskörper

Diese sind wissenschaftlich noch nicht voll etabliert.
Wird das Kortikosteroid (Cortisonpräparat) Daxamethason mehrmals in den Glaskörper injiziert, so bessert sich manchmal das Makulaödem. Jedoch riskiert man hierdurch einen Anstieg des Augeninnendrucks, mit dem Risiko eines grauen Stars.
In neuerer Zeit wurden Medikamente entwickelt, welche, wenn sie mehrmals im Abstand von jeweilen einer Woche, ins Auge gespritzt werden, die Gefässneubildung hemmen[45].

Operative Therapien bei diabetischer Retinopathie

Bei anhaltender Blutung in den Glaskörper oder einer Netzhautablösung mit Membranbildung wird der Glaskörper entfernt und die Blutung ausgeschält.

Dabei wird der Glaskörper durch Gas oder durch Silikonöl ersetzt, um die Netzhaut wieder zu befestigen, denn sie hält nur durch den Druck des Glaskörpers auf ihrer Unterlage fest. Meistens wird gleichzeitig eine Lasertherapie durchgeführt.

Die diabetische Nephropathie

Diese Schädigung der Nieren wird auch interkapilläre Glomerulonephritis, noduläre Glomerulosklerose oder diabetische Glomerulosklerose und wenn es sich um einen Diabetes des Typs I handelt, Kimmelstiel-Wilson-Syndrom genannt. In den Nierenkörperchen (Glomerula) befinden sich Kapillarknäulchen, welche den Primären Harn absondern. Dieser wird in die feinen Kelche der Glomerula aufgefangen und durch die Nierenkanälchen und Sammelrohre zum Nierenbecken geleitet.

Die Kapillarschlingen der Nierenkörperchen sind sehr zart gebaut. Sie sind besonders empfindlich auf die als Glykation bezeichnete schädliche, chemische Einwirkung erhöhter Blutspiegel der Zuckerarten Fruktose, Galaktose oder Glukose auf die Innenschicht der kleinen Blutgefässe und Kapillaren der Niere, die als endotheliale Dysfunktion bezeichnet wird und als Mikroangiopathie. Durch diese Schäden geht die Fähigkeit der Nieren, Harn abzusondern allmählich verloren (Glomeruläre Niereninsuffizienz). Die diabetische Nephropathie tritt relativ spät im Verlaufe der diabetischen Erkrankung auf und wird oft erst spät bemerkt, wenn mehr als 50 % der Nierenleistung verloren gegangen ist. In den Nieren entsteht zudem eine knötchenförmige Vermehrung und Vernarbung des Bindegewebes.

In den so genannt „zivilisierten" Ländern ist die diabetische Nephropathie die häufigste Ursache von Dialysebehandlungen. In den so genannten „Entwicklungsländern" übernimmt in den letzten Jahren vor allem die ärmere Bevölkerung die schlechten Ernährungsgewohnheiten der reichen Länder, so dass es in den letzten Jahren zu einem drastischen Anstieg des Auftretens dieser Erkrankung kam, so besonders in Indien und China, wo Dialysebehandlungen nicht allgemein zugänglich sind, so dass dort für die ärmeren Menschen diese Krankheit zum Tode führt.

Die diabetische Nephropathie tritt meist erst nach langjähriger schlechter Einstellung des Diabetes mellitus auf und verläuft progredient. Wird sie nicht behandelt, so kommt es innert 2–3 Jahren zum vollständigen Versagen der Nieren.

Homogene, transparente (hyaline) Ablagerungen degenerativer Eiweisse in den Nierenkörperchen erhöhen den Druck in denselben, so dass sie vernarben. Die Glukose bindet sich chemisch an die molekularen Strukturen der Zwischenzellsubstanz (Matrix) und an Gewebsproteine, was, wie wir gesehen haben, als Glykation bezeichnet wird. Durch diese Veränderungen werden Wachstumsfaktoren aktiviert, so besonders TGF-β (tissue growth factor β und VEGF (vascular endothelial growth factor)[46]. Auch entsteht in den Veränderungen eine Entzündung, durch inflammatorische Zytokine (Interleukin-1α, 6, 18 und TNF α)[47]. Die Kapillarschlingen der Nierenkörperchen bestimmen die Filtration des Primärharns. Durch die Nephropathie ist das Struktureiweiss der Membranen der Kapillaren vermindert, so dass deren Filterfunktion geschwächt ist und vorerst zu viel Primärharn abgesondert wird. Die erhöhten Glukosesiegel im Blut bewirken eine

Vermehrung der Glukosetransporter GLUT-1 in den Zellen der Nierenkörperchen. Dies führt zu vermehrter Glukoseaufnahme in die Zellen, die dadurch zu viel TGF-β (tissue growth factor β) erzeugen. Dieser Wachstumsfaktor bewirkt, dass in den Nierenkörperchen zu viel Zwischenzellsubstanz gebildet wird. Die erhöhten Glukosespiegel hemmen zudem die Bildung eines vor Zelluntergang schützenden Eiweisses (Protein C), so dass mehr und mehr Nierenkörperchen zugrunde gehen.

Das früheste Anzeichen für eine beginnende diabetische Nephropathie ist eine vermehrte Ausscheidung des Eiweisses Albumin im Harn. Normal sind 20 mg/24 Stunden. Mengen zwischen 30 und 300 mg/Tag bezeichnet man als Mikroalbuminurie, über 300 mg/Tag als Makroalbuminurie. Eine Mikroalbuminurie ist mit den allgemein üblichen Urinteststreifen nicht erfassbar, jedoch mit so genannten Mikralteststreifen. Genauer ist eine 24 Stunden Urinsammlung. Daraus bestimmt das medizinische Labor gleichzeitig die 24 Stunden Kreatininausscheidung im Urin und den Kreatinin-Albumin-Quotienten. Kreatinin ist ein Ausscheidungsstoff der Muskulatur. Die Menge an Kreatinin, die täglich mit dem Harn ausgeschieden wird (Cratinin clearance) gilt als Mass für die Ausscheidungsleistung der Nieren. Steigt der Kreatininwert im Blutserum über die Norm an, so bedeutet dies, dass die Ausscheidungsleistung der Nieren nicht mehr normal ist, dass also eine Niereninsuffizienz besteht. Geht täglich zu viel Albumin aus dem Blut in den Harn und zu wenig Kreatinin, so besteht mit Sicherheit eine Niereninsuffizienz durch eine Beschädigung der Kapillaren der Nierenknäuelchen (Glomerula).

Allgemein anerkannte Risikofaktoren für eine diabetische Nephropathie

Nicht bei allen Menschen mit Diabetes mellitus entsteht eine Nephropathie. In den USA leidet jeder dritte Diabetiker im Laufe seines Lebens an dieser Spätfolge. In manchen Familien entsteht sie eher als in anderen. Daraus wurde geschlossen, dass Erbfaktoren bedeutend seien[48]. So wurden denn auch mehrere Gene gefunden, welche bei Menschen mit diabetischer Nephropathie verändert sind. Man findet einen so genannten Polymorphismus im Carnosinase 1 Gen auf Chromosom 18 (Deletionslokus q), des Adiponektingens auf Chromosom 3 (Deletionslokus q) und des Phagozytosegens und des Aktin produierenden Zellmotilitätsgens auf Chromosom 7 (Deletionslokus p). Als genetischen Polymorphismus bezeichnet man das Auftreten verschiedener Varianten eines Gens. Dies kann sowohl angeboren sein oder aber durch Umwelteinflüsse entstehen (phänotypischer Polymorphismus) und kann im Laufe des Lebens, z.B. durch eine Krankheit, wie hier zum Beispiel durch die massive Stoffwechselstörung und den oxydativen Stress entstehen, der bei Diabetes mellitus auf die Gene einwirkt.
Das Carnosin 1 Gen ist für die Produktion von Carnosin verantwortlich. Carnosin benötigt der Organismus für die Bekämpfung des Oxydativen Stresses. Es reagiert mit den hochreaktiven oxydierenden Substanzen (R.O.S.) und mit α-β-ungesättigten Aldehyden, die bei der Peroxydation ungesättigter Fettsäuren der Zellmembranen entstehen. *Carnosin* ist also am Kampf des Organismus gegen die Schäden beteiligt, welche die zu hohen Zuckerspiegel des Diabetikers erzeugen, um die entstandenen hochreaktiven, toxischen, oxydierenden Substanzen (R.O.S.) zu neutralisieren und abzufangen. Solche Substanzen werden auch als Radikalfänger oder Scavangers bezeichnet). Carnosin kann auch die schädlichen

chemischen Spontanreaktionen die der Zucker mit den körpereigenen Substanzen eingeht, also die Glykierung, wenigstens teilweise verhindern[49,50].

Adiponektin ist neben Leptin u.a. eines der Hormone, welche die Zellen des Fettgewebes produzieren, um des Appetitzentrum zu hemmen und dadurch die Nahrungsaufnahme zu reduzieren. Zudem reguliert es die Insulinwirkung an den Zellmembranen.

Bei zu hohem Körpergewicht versagt diese Schutzregulation und bleibt der Appetit gesteigert.

Bemerkenswert ist, dass die gefundenen Gene alle mit der *Bekämpfung des oxydativen Stresses* zu tun haben. Veränderung dieser Gene müssen nicht angeboren sein. Sie können im Laufe des Lebens durch anhaltenden oxydativen Stress entstehen, im Rahmen der Stoffwechselstörung, die bei Diabetes mellitus vorhanden ist, sowie, wie wir oben gesehen haben, durch direkte chemische Reaktionen überschüssigen Zuckers mit körpereigenen Substanzen (Glykation).

Dass bei der diabetischen Nephropathie eine gewisse familiäre Häufung besteht, beweist nicht, dass diese vererbt ist, denn Ernährungs- und Lebensgewohnheiten sind bei Vor- und Nachfahren derselben Familie ähnlich[51].

Beim Typ-II-Diabetes ist es möglich, das Entstehen einer Nephropathie durch eine Diät, welche Überzuckerungen vermeidet und den Stoffwechsel massiv entlastet zu verhindern und die Insulinresistenz zu beheben. Auch dies ist ein wesentliches Anzeichen dafür, dass nicht die Vererbung, sondern die allgemein verbreitete Fehlernährung und ungenügende Behandlung der Diabetiker die entscheidenden Ursachen für eine Nephropathie sind.

Oxydativer Stress entsteht nicht nur durch überhöhte Blutzuckerspiegel, sondern durch eine den natürlichen Gegebenheiten zuwiderlaufende Lebensweise mit mangelndem Vormitternachtsschlaf, durch die heute enormen elektromagnetischen Belastungen, die sich nur teilweise vermeiden lassen, durch eine Ernährung mit überschüssigem Eiweiss, tierischem Fett, Kaffee, Alkohol, durch übermässiges Kochen, durch Brat- und Röststoffe und ausgeprägten Mangel an lebendigen, naturbelassenen pflanzlichen Nahrungsmitteln mit ihrem hohen Gehalt an antioxydativ wirkenden Inhaltstoffen und Vitaminen. Hier verweisen wir auf den diätetischen Teil dieses Buches und das Handbuch Nr. 4 für Frischsäfte, Rohkost und Früchtespeisen.

Die Stadien der diabetischen Nephropathie (nach Mogensen)

Stadium 1
Hyperfiltration. Wegen der Schädigung der Innenschicht (Endothel), sondern die Kapillaren der Nierenknäuelchen (Glomerula) zu viel Primärharn ab. Die Albuminausscheidung und die Nierenfunktion sind noch normal.

Stadium 2
Wegen stärkerem Schaden an der Gefässinnenwand der Nierenknäuelchen ist die übermässige Ausscheidung von Primärharn zurückgegangen (Pseudonormalisierung). Die Albuminausscheidung und die Nierenfunktion sind noch in der Norm, obschon in der Histologischen Untersuchung schon deutliche Schäden sichtbar sind.

Stadium 3
Zusätzlich besteht nun ein Eiweissverlust durch die Nieren (Mikroalbuminurie).

Stadium 4
Nun besteht ein Eiweissverlust von mehr als 0,5 g Albumin pro Tag

Stadium 5
Nun ist die Nierenfunktion so weit eingeschränkt, dass eine regelmässige Dialysebehandlung notwendig ist. Dies ist im Mittel nach 25 Jahren Diabetes der Fall[52].

Im Jahr 2002 wurde zudem eine neue Stadieneinteilung nach KDOQI eingeführt, die sich lediglich nach der Nierenfunktion richtet (Glomeruläre Filtrationsrate).

Bei etwa 1/3 der Patienten kommt es nicht zu einer Albuminurie, obschon die Nierenfunktion stark beeinträchtigt ist[53].

Der Schwangerschaftsdiabetes

Während 6,8 bis 16,3 % aller Schwangerschaften tritt ein Diabetes in Erscheinung. War er davor nicht vorhanden, so spricht man von einem Schwangerschaftsdiabetes oder Gestationsdiabetes oder Typ 4 Diabetes. Auch der Schwangerschaftsdiabetes ist von Jahr zu Jahr häufiger geworden. In Deutschland tritt er bei 13,2 % aller schwangeren Frauen in Erscheinung, bei unter 20-Jährigen zu 8 % und bei über 45-Jährigen zu über 26 %[54].

In der Regel normalisiert sich der Zuckerstoffwechsel nach der Schwangerschaft wieder[55]. Nur in seltenen Fällen handelt es sich um einen neu auftretenden Diabetes des Typs 1 oder 2.

In der Schwangerschaft ist eine Reihe von Hormonen aktiv, welche Gegenspieler des Insulins sind und den Zuckerspiegel erhöhen, so das Cortisol der Nebennierenrinde, die Östrogene Progesteron, Prolaktin und humanes Plazentalaktogen. Dabei verstärkt sich auch eine vorbestehende Insulinresistenz.

Allgemein anerkannt sind folgende Risikofaktoren

Erhöht ist das Risiko bei zu starker Gewichtszunahme in der Schwangerschaft (Adipositas), bei einem Alter über 30 Jahre oder wenn mehr als 3 Fehlgeburten unbekannter Ursache vorkamen, wenn in einer früheren Schwangerschaft schon ein Gestationsdiabetes bestanden hat oder das Geburtsgewicht eines Kindes über 3400 g betrug oder wenn in der Familie ein Fall eines Diabetes des Typs 2 vorkam oder wenn der Glukosetoleranztest der schwangeren Frau erhöhte Werte ergeben hat.

Meistens macht der Gestationsdiabetes keine Beschwerden. Doch können auch Symptome auftreten, wie vermehrter Durst (Polydipsie), Harnwegsentzündungen, Bluthochdruck und übermässige Gewichtszunahme. Der Frauenarzt stellt Veränderungen der Fruchtwassermenge oder Wachstumsstörungen des Kindes fest.

Zur Sicherung der Diagnose wird er einen Glukosetoleranztest durchführen.

In manchen Ländern wird im Rahmen der Schwangerschaftskontrolle immer ein Glukosetoleranztest durchgeführt.

Die Therapie des Schwangerschaftsdiabetes:

Bei 90 % der schwangeren Frauen normalisiert sich der Glukosestoffwechsel durch eine Umstellung der Ernährung auf Vollkorngetreide, Meiden von Weissmehlspeisen, Zucker, Schokolade und süssen Fertiggetränken und täglich viel Bewegung. Bei 10 % der Frauen gelingt diese Umstellung nicht, so dass sie vorübergehend eine Insulintherapie erhalten. Diabetesmedikamente dürfen keinesfalls eingenommen werden, da sie beim Kinde Fehlbildungen verursachen können.[56]

Die Gefahren für das Kind, wenn der Gestationsdiabetes nicht behandelt wird sind bedeutend

Das Kind wird mit zu hohem Blutzucker belastet. Seine Bauchspeicheldrüse vergrössert sich und produziert Insulin auch für die Mutter, bis zur Geburt. Danach fehlt der Zucker der Mutter, so dass das Kind durch Unterzuckerung (Hypoglykämie) gefährdet ist. Oft kommt das Kind sehr gross und schwer zur Welt, oft mit über 4500 g Körpergewicht, was die Geburt sehr erschweren kann. Oft fällt auf, dass es lethargisch ist oder übererregt. Wird die Unterzuckerung des Kindes nach der Geburt nicht korrekt behandelt, so ist es gefährdet für Krampfanfälle. Kinder aus unbehandeltem Schwangerschaftsdiabetes sind oft unterernährt, da die Plazenta sich nicht korrekt ausbildet. Dann sind sie gefährdet für eine Reifungsstörung der Lunge, der Leber oder anderer Organe. Oft entsteht eine Neugeborenengelbsucht (Ikterus neonatorum). Später leiden diese Kinder häufiger an einem so genannten metabolischen Syndrom, mit Übergewicht, Bluthochdruck, Diabetes und Störungen des Fettstoffwechsels.

Auch die Mutter ist gefährdet, wenn der Schwangerschaftsdiabetes nicht gut behandelt wird

Dann leidet die Mutter häufiger an Bluthochdruck und Präeklampsie. Präeklampsie ist eine Schwangerschaftsvergiftung der Mutter mit Bluthochdruck, Eiweissausscheidung im Urin und Ödemen. Oft treten auch Infektionen der Harnwege oder der Scheide auf. Oft wird wegen des zu grossen Kindes eine Kaiserschnittentbindung nötig.

In einer weiteren Schwangerschaft beträgt das Risiko eines erneuten Gestationsdiabetes 50 %. Kann die Mutter ihr Kind stillen, so verringert sich diese Gefahr deutlich.
Ohne ursächliche Therapie, wie sie in diesem Buche dargelegt ist, besteht ein erhöhtes Risiko der Erkrankung an einem Diabetes-Typ-2 in den nächsten 10 Jahren.
Darum ist Überwachung durch den Glukosetoleranztest und eine Umstellung der Ernährung ganz wichtig.

Die Schwangerschaft bei diabetischer Nephropathie

Bei dieser Krankheit sind die Risiken für Mutter und Kind in allen Stadien erhöht, so dass die Patientin multidisziplinär betreut werden muss, d.h. neben dem Gynäkologen auch durch einen Nephrologen und einen Diabetologen. War die Patientin mit einem ACE-Hemmer gegen zu hohen Blutdruck behandelt und/oder mit einem AT1-Antagonisten gegen ihren Diabetes, so erhöhen diese beiden Medikamente das Risiko von Fehlbildungen beim Kinde und müssen, sobald eine Schwangerschaft erwogen wird, abgesetzt werden. Ist ein Diabetesmittel unausweichlich, so muss die Patientin während der Schwangerschaft mit Insulin behandelt werden. Zur Blutdrucksenkung wird im Allgemeinen auf Alpha Methyldopa oder Selektive β-1-Rezeptorblocker oder eventuell Dihydralazin ausgewichen.
Ein Schwangerschaftsdiabetes kann mit unserer Diät behoben werden, wenn die Patientin diese sorgsam durchführt. Orale Antidiabetika dürfen nicht eingenommen werden, da sie Fehlbildungen erzeugen können, so dass hier nur die Insulintherapie in Frage kommt, falls das Einhalten der Diät nicht gelingt.

Die medikamentöse Therapie des Diabetes mellitus

Die Insulintherapie

1921 entdeckten die schottischen Forscher Frederick Grant Banting und Charles Best das Hormon Insulin. Sie isolierten es aus der Bauchspeicheldrüse eines Hundes. 1923 begann die industrielle Herstellung des Insulins, das unzähligen Typ-1-Diabetikern das Leben rettete.
1983 begann dessen Herstellung durch gentechnisch veränderte Bakterien.

Die Therapie durch Insulininjektionen ist beim Typ I Diabetes unumgänglich, da die Inselzellen der Bauchspeicheldrüse zerstört sind und kein Insulin produzieren können.

Insulinarten

Zur Behandlung des Diabetes sind verschiedene Arten von Insulinen entwickelt worden, die unterschiedlich wirken. Aus Schweine- oder Rinderpankreas gewonnenes Insulin wird noch hergestellt, ist heute schwer erhältlich und wird von den gesetzlichen Krankenkassen nicht übernommen. In der Regel kommt so genanntes *Humaninsulin* zur Anwendung, Dieses wird durch gentechnisch veränderte Bakterienkulturen produziert. Der Name Humaninsulin bedeutet also nur, dass es chemisch dem menschlichen Insulin entsprechen sollte.
Beim Schweine- und noch eher beim Rinderinsulin gibt es häufiger Insulinallergien und Veränderung des Fettgewebsdepots an den Injektionsstellen als beim gentechnischen Humaninsulin.

Die Stärke der Insulinwirkung wird in internationalen Einheiten (IE) angegeben. Ein Insulin U40 enthält 40 Einheiten (IE) pro ml, ein Insulin U100 enthält 100 Einheiten (IE) pro ml. Für Insulinpumpen und den Insulin-Pen wird Insulin U100 verwendet.

Das Normalinsulin
Dieses wird auch Altinsulin genannt, da es in seinem Wirkungsprofil dem ersten Insulin entspricht, das zur Behandlung des Diabetes entwickelt wurde.
Normalinsuline sind schnell wirksam und erzeugen, wenn man sie in eine Vene injiziert, einen sehr raschen Insulinanstieg im Blut, was im Spital zur Behandlung des diabetischen Komas sehr wichtig ist. Dabei wird die Dosierung unter Laborkontrollen durch eine Infusionspumpe gesteuert.

Normalerweise injiziert man Normalinsulin unter die Haut (subkutan), so wie man dies als Patient selbst tun kann. Dann beginnt die Wirkung nach 30 Minuten und erreicht ihr Maximum nach 2 Stunden. Die Dauer der Wirkung variiert zwischen 4 und 6 Stunden, je länger, desto grösser die applizierte Dosis war.
Normalinsulin muss 30 Minuten vor der Mahlzeit injiziert werden, damit seine maximale Wirkung die Erhöhung den Glukoseanstieg durch die Nahrung abdeckt (Spritz-Essabstand).

Schnellwirksame Analoginsuline (Insulin Lispro und Insulin Aspart)
Dies sind chemisch abgewandelte Insuline (modifizierte Insuline) gentechnischer Herkunft.

Die Wirkung tritt schon nach 10 Minuten ein, mit Wirkungsmaximum nach 1 Stunde und einer kürzeren Wirkungsdauer von 2–3 Stunden, je nach Dosis.
Diese Insulinanaloga, wie sie genannt werden, ahmen von ihrem Wirkungsprofil her gesehen die natürliche Insulinwirkung des Pankreas besser nach. Dadurch kommt es zu einem geringeren Glukoseanstieg nach dem Essen und zu niedrigeren HbA_{1C}-Werten als mit Normalinsulin. Dies ist zur Verhütung der Glykation, der endothelialen Dysfunktion der Blutgefässe zur Verringerung des Oxydativen Stresses und damit der sekundären Krankheitsfolgen von grosser Bedeutung. Auch gibt es mit Insulinanaloga weniger Unterzuckerungen (Hypoglykämien) als mit Normalinsulin.

Die Verzögerungsinsuline
Bei diesen wurde der Wirkungseintritt des Normalinsulins verzögert. Dies wird durch dessen chemische Bindung an Protamin, Zink, Surfen oder durch die Verwendung von Proinsulin, das erst allmählich in wirksames Insulin umgewandelt wird, erreicht. Verzögerungsinsuline können nur subkutan unter die Haut injiziert werden.
Verzögerungsinsuline werden zur unten beschriebenen konventionellen und zur intensivierten konventionellen Insulintherapie verwendet und im Falle, dass eine Insulintherapie mit oralen Antidiabetika (Diabetestabletten) kombiniert wird.

NPH-Insulin (Neutral Protamin Hagedorn-Insulin, Intermediärinsulin)
Die NPH-Insuline wirken verzögert und länger als Normalinsulin. Dies wird dadurch erreicht, dass Normalinsulin chemisch an Protamin gebunden wird.
Die Wirkung der NPH-Insuline beginnt nach 2 Stunden mit Wirkungsmaximum nach 6 Stunden und einer Wirkungsdauer von 8 bis 12 Stunden, je nach Insulindosis. NPH-Insulin dient zum Abdecken des Grundbedarfs des Organismus an Insulin.

Mischinsuline
NPH-Insulin kann mit Normalinsulin oder den schnellwirksamen Insulinanaloga gemischt werden. Damit ist eine kurze mit einer mittellangen Insulinwirkung kombiniert. Darum eignen sich Mischinsuline besonders für die Behandlung nach dem Schema der konventionellen Insulintherapie mit zwei bis drei täglichen Insulininjektionen. Damit ist die Anzahl der notwendigen Injektionen vermindert und das Insulinprofil dem Bedarf des Stoffwechsels einigermassen angepasst.

Lente-Insuline, Zinkverzögerte Insuline
Bei diesen Insulinen wird Normalinsulin chemisch mit Zink gebunden. Daher haben sie die Form einer kristallinen Suspension. Lente-Insuline werden ebenfalls subkutan injiziert. Allerdings werden diese kristallinen Suspensionen vom Körper sehr unterschiedlich aufgenommen, so dass die Sicherheit der Wirkung nicht befriedigend ist. Die Wirkungsdauer beträgt 12 bis 24 Stunden. Die lange Wirkdauer schränkt die Patienten ein, da es bei körperlicher Aktivität und nachts leicht zur Unterzuckerung (Hypoglykämie) kommt.

Das Insulin Semilente
Auch dieses Insulin ist zinkverzögert. Die Wirkung tritt früher ein als bei NPH-Insulinen.
Die Wirkung beginnt nach 90 Minuten, erreicht ihr Maximum nach 5 bis 10 Stunden und dauert bis maximal 16 Stunden. Es kann eingesetzt werden, wenn bei Anwendung eines Intermediärinsulins (NPH-Insulin) in der zweiten Hälfte der Nacht, d.h. in den frühen Morgenstunden hohe Blutzuckerspiegel gemessen wurden.

Surfen-Insuline
Diese Verzögerungsinsuline wurden früher oft verwendet. Die Verzögerung der Wirkung wurde dadurch erreicht, dass das Normalinsulin chemisch mit dem synthe-

tischen Harnstoffabkömmling Surfen verbunden wurde. An den Einstichstellen erzeugen diese Insuline eine Rückbildung des Unterhautfettgewebes (Lipodystrophie, Lipoatrophie). Besonders aus diesem Grunde werden die Surfen-Insuline kaum mehr verwendet.

Das langwirksame Analoginsulin Glargin
Die Wirkdauer dieser neuen Insulinart beträgt 16 bis 30 Stunden, je nach der Dosierung.
Dies hat den Vorteil, dass es nur einmal pro Tag injiziert werden muss. Das Wirkungsprofil ist gleichmässiger als beim NPH-Insulin. Das bedeutet, dass sein Wirkungsmaximum relativ flach verläuft, mit weniger hohem Insulinspiegel in der Nacht. Dadurch ist die Gefahr einer nächtlichen Hypoglykämie geringer als beim NPH-Insulin. Aus diesem Grund wird es vor allem für Patienten eingesetzt, die zu nächtlicher Hypoglykämie neigen.

Die Methoden der Insulininjektion

Das Insulin muss ins Unterhautfettgewebe injiziert werden, entweder mittels Einmalspritze, mit dem praktischen Insulin-Pen oder kontinuierlich durch eine Insulinpumpe. Eine intravenöse oder intramuskuläre Insulininjektion durch den Arzt ist nur selten notwendig.
Injiziert man das Insulin mehrmals an derselben Stelle, so vermehrt sich dort das Fettgewebe (Lipohypertrophie). Darum muss die Injektionsstelle ständig gewechselt werden.
Beim Diabetes des Typs 1 ist eine Injektion eines langwirksamen Insulins am Morgen nötig, zur Abdeckung des Basisbedarfs und zusätzlich ein kurzwirksames Insulin zu den Hauptmahlzeiten.

Die Insulin-Einwegspritzen
Heute stehen Einwegspritzen mit sehr feinen Nadeln zur Verfügung. Sie sind vor allem als Notfallausrüstung im Handel.
Einwegfertigspritzen mit Insulin U40 enthalten 40 Einheiten Insulin pro ml. Insulin U100 Fertigspritze 100 Einheiten/ml. Für Kinder und sehr schlanke Erwachsene verwendet man Nadeln mit 4–6 ml Länge, ansonsten Spritzen mit 8, 10 oder 12 mm Länge.

Der Insulin-Pen
Er sieht aus wie ein etwas dickerer Kugelschreiber und lässt sich mit einer Insulinpatrone bestücken. Mit einem Drehrädchen am Pen kann man die gewünschte Insulindosis einstellen. Ist dies erfolgt, so drückt man auf den Hubknopf. Dieser schiebt den Kolben im Spritzenzylinder genau so weit vor, dass diejenige Dosis Insulin abgegeben wird, die man eingestellt hat. Es gibt verschiedene Grössen von Insulinpatronen. Am häufigsten verwendet man diejenige mit 3 ml Insulin U100. 1 ml enthält dann 100 Einheiten Insulin.
Die zugehörigen Nadeln sind beidseits zugespitzt, um möglichst wenig zu verletzen. Sie sind mit einem Plastikgewinde versehen, womit man sie vorne auf den Pen aufschraubt. Dabei sticht sich die Rückseite der Nadel durch die Gummimembran der Patrone. Die Nadeln werden immer nur 1 x verwendet. Es gibt verschiedene Nadellängen, die man nach der Dicke der Fettschicht des Unterhautgewebes auswählt. Auch gibt es Pens, die fertig bestückt sind und als Ganzes weggeworfen werden müssen.

Formen der Insulintherapie

Um den besonderen Situationen jedes Patienten gerecht zu werden, wurden verschiedene Therapieformen entwickelt:

Die konventionelle Insulintherapie (CT)
Diese traditionelle Injektionstherapie eignet sich für Menschen mit Diabetes des Typs II mit bereits erniedrigtem Insu-

linspiegel, da die Bauchspeicheldrüse erschöpft ist, so dass die Besserung des Stoffwechsels durch die diätetische Therapie und eine zusätzliche medikamentöse Therapie nicht mehr ganz genügten. In ein solches Stadium kommt die Krankheit nur im späteren Verlauf, wenn der Diabetes ungenügend behandelt wurde. Diese Art der Insulintherapie erfordert viel Disziplin im Einhalten der Diät und eines festen Tagesrhythmus. Bei der konventionellen Insulintherapie injiziert man das Insulin zu festen Tageszeiten und in festgelegter Dosierung.

Die intensivierte konventionelle Insulintherapie (ICT)
Bei der IT wird am Morgen ein langzeitig wirkendes Insulin gespritzt und für jede Mahlzeit ein Insulinbolus, (Basis-Bolustherapie). Als Bolus bezeichnet der Arzt eine bestimmte, abgemessene Menge.
Diese Methode eignet sich für den Diabetes des Typs 1 und für Typ-2-Diabetiker, bei welchen das Pankreas so erschöpft ist, dass es nur noch sehr wenig Insulin produzieren kann. Der Körper benötigt auch ohne Nahrungsaufnahme eine gewisse Basismenge an Insulin. Je nach der Wahl des Insulins, benötig man zwischen 1 und 3 Injektionen Basisinsulin pro Tag.
Die Bolusinjektionen dienen dazu, die Erhöhung des Blutzuckers durch die Mahlzeiten abzudecken. Der Bolus wird zusätzlich zu den Mahlzeiten gespritzt und zudem im Falle einer Überzuckerung (Hyperglykämie). Die Anzahl Einheiten der Basisinjektionen an Insulin muss an geplante körperliche Belastungen des Tages angepasst werden.
Die ICT ermöglicht eine flexiblere Lebensführung als die CT. Sie ahmt die natürliche Insulinsekretion der Bauchspeicheldrüse besser nach.

Die funktionelle Insulintherapie (FIT)
Diese Therapiemethode ist eine Verfeinerung der ICT-Methode, um die Wirkungsweise des Pankreas noch besser nachzuahmen. Sie ist besonders geeignet für Kinder, Jugendliche und jüngere Erwachsene mit Diabetes des Typs 1. Die Kinder und ihre Eltern werden in Gruppenkursen der Universitätskliniken geschult. Durch bewusstes Auslassen von Mahlzeiten wird der individuelle Tagesbedarf des Langzeit-Basisinsulins ohne Glukosezufuhr durch Nahrung errechnet (Basaldosis). Der Patient berechnet den Insulinbedarf des Mahlzeitenbolus aus dem glykämischen Index und der Menge des Nahrungsmittels, das er zu essen plant. Tabellen zum glykämischen Index sind in der Diätberatung erhältlich und können aus dem Internet heruntergeladen werden. Die funktionelle Insulintherapie (FIT) hat den Vorteil, dass man den Tag flexibler einteilen kann und dass man für die Zeit der Mahlzeiten einen grösseren Spielraum hat. Sie hat aber den Nachteil, dass mehr Insulininjektionen pro Tag notwendig sind.

Die supplementäre Insulintherapie (SIT)
Diese wird für Menschen mit Diabetes des Typs 2 gewählt, deren Bauchspeicheldrüse noch nicht erschöpft ist, so dass sie hohe Insulinspiegel erzeugt, die aber nicht genügend wirksam sind wegen durch Fehlernährung entstandener Insulinresistenz. Obschon diese Patienten meistens eine medikamentöse Therapie mit Metformin erhalten haben, sind ihre Blutzuckerspiegel zu hoch, besonders nach den Mahlzeiten. Auch das Glykohämoglobin A_1C ist zu hoch, so dass sie sehr gefährdet sind für die tragischen Folgekrankheiten und Komplikationen. Bei der SIT spritzen die Patienten bei jeder Mahlzeit einen Insulinbolus.
Sie ist bloss eine vorübergehende Notlösung, denn sie erübrigt sich nach kürzerer Zeit, wenn die in diesem Buch beschriebene Diät durchgeführt wird. Unter dieser Bedingung können die Insulin-Bolusinjektionen und etwas später auch das Metformin unter ärztlicher Kontrolle bald abgesetzt werden.

Das Therapieprotokoll

Im Protokoll für die Insulintherapie sollen alle Faktoren, welche den Blutzucker beeinflussen notiert werden. Dies ist notwendig, um die Insulindosierung zu berechnen.
Man notiert jede Blutzuckermessung, deren Zeitpunkt und ob sie vor oder nach dem Essen durchgeführt wurde. Man notiert auch die aufgenommene Nahrung und deren Kohlenhydratgehalt. Zudem notiert man auch Ereignisse, welche den Zuckerspiegel senken, wie körperliche Arbeit, Anstrengungen, intensive Bewegung, Sport, körperliche Arbeitsbelastungen, die den Insulinbedarf senken, aber auch Schwitzen und Stress, die ihn anheben.

Dieses Protokoll notiert man am besten in einem speziellen Heft oder in einem elektronischen Gerät, das hierfür programmiert ist (Diabetes Management Software).
Dieses Programm ist heute in den meisten Blutdruckmessgeräten enthalten. Automatisch speichern sie die Blutzuckerwerte und deren Zeitpunkt. Zudem kann man die Zusatzangaben in das Programm eingeben. Über ein Interfacekabel, das man am Computer anschliesst, kann man diese Angaben dem Arzt per E-Mail senden, falls Not entstanden ist oder eine telefonische Beratung nötig ist.

Die Insulintherapie bei Schichtarbeit oder unregelmässigem Tagesrhythmus

Schichtarbeit führt über kurz oder lang zu Schlafstörungen. Dadurch wird der Körper bis zu 40 % empfindlicher auf Insulin. Schichtwechsel erzeugen zudem hormonelle Störungen, so dass oft am Morgen oder am Abend zu hohe Blutzuckerwerte entstehen.
Ist man an Diabetes erkrankt, so soll man alles daransetzen, die Schichtarbeit durch eine geregelte Arbeitszeit zu ersetzen. Dabei kann der Arzt manchmal behilflich sein.

Unerklärbare Blutzuckerschwankungen

Die meisten Schwankungen kann man sich selbst erklären.
Unter den Menschen mit Diabetes des Typs 1 gibt es aber einzelne, bei denen starke, unerklärbare Blutzuckerschwankungen auftreten, so dass die Insulintherapie schwer einzustellen ist. Dieses Phänomen wird auch *„Brittle-Diabetes"* (schwankender Diabetes) genannt. Man erklärt dieses Phänomen durch eine restliche, stark schwankende Insulinproduktion des Pankreas. Am Beginn der Insulintherapie des Typ-1-Diabetes beobachtet man zudem manchmal, dass der Insulinbedarf plötzlich sinkt, weil das Pankreas wieder mehr Insulin produziert. Dies wird durch immunologische Phänomene an den Inselzellen erklärt, die im Rahmen der sie zerstörenden Autoimmunprozesse auftreten können. Sie werden auch „Honeymoon-Diabetes" genannt.

Zur Insulintherapie des Typ-2-Diabetes

Beim Diabetes des Typs 2 ist eine Insulintherapie nur in einem sehr späten Stadium notwendig, nur wenn ungenügender behandelt wurde, so dass der Insulinspiegel, den das Pankreas noch erzeugen kann bereits sehr tief abgefallen ist, weil die Inselzellen vollkommen erschöpft sind und teils zugrunde gegangen sind.
Behandelt man Menschen mit Typ-2-Diabetes mit Insulin, so verlieren sie oft an Gewicht, wobei sich die Insulinresistenz noch verstärkt. Solange die Inselzellen des Pankreas noch nicht ganz erschöpft sind, so dass der Insulinspiegel noch deutlich erhöht ist, kann der Typ-2-Diabetes durch die in diesem Buch beschriebene

Diät und unter ärztlicher Kontrolle zuverlässig geheilt werden, so dass eine Insulintherapie und medikamentöse Therapien mit den Gefahren vieler Nebenwirkungen und Unterzuckerungen (Hypoglykämien) vermieden werden können.

Die basal unterstützte orale Therapie (BOT)

Manchmal empfiehlt der Arzt beim Diabetes des Typs 2 eine „Basal unterstützte orale Therapie" *(BOT)*, wenn unter oralen Antidiabetika früh morgens zu hohe Nüchternblutzuckerwerte gemessen werden. Bei der BOT injiziert man abends ein Langzeitinsulin als Basalinsulin, um die nächtliche Zuckerbildung (Gluconeogenese) durch die Leber abzudecken.

Die Therapie mit der Insulinpumpe

Die Insulinpumpe ist ein kleines medizinisches Gerät zur kontinuierlichen Insulininfusion (Englisch: continuous subcutaneous insulin infusion, CSII). Damit es möglich ist, Insulin ununterbrochen ins Unterhautgewebe einfliessen zu lassen, braucht es einen Katheter, d.h. eine Nadel (Kanüle), die es in verschiedener Länge gibt, mit einem Schläuchlein. Die Nadel kann man nach guter Desinfektion sich selbst subkutan, d.h. ins Unterhautgewebe einstechen. Sie ist mit einem selbstklebenden Pflaster (Patch) versehen, durch das man das Schläuchlein (Katheter) hinausleitet. Man klebt ihn dann über der Einstichstelle dicht auf die Haut auf. Das Schläuchlein wird an die Insulinpumpe angeschraubt. Die Insulinpumpe selbst ist etwa so gross wie eine Zigarettenschachtel und kann an einem Gurt befestigt werden.
Alle 3 Tage muss ein neues steriles Infusionsset mit neuer Kanüle an einer neuen Stelle angebracht werden, um eine Infektion zu vermeiden und damit sich das Unterhautfettgewebe nicht unter der Insulinwirkung vergrössert (Lipohypertrophie). Es gibt Stahl- und Teflonkanülen, für den Fall, dass Stahlkanülen nicht vertragen werden. Die meisten Insulinpumpen sind mit einem aufschraubbaren Luer-lock-Anschluss versehen für den Anschluss des Katheters an der Pumpe. Passt er nicht an die Pumpe, so sind Verbindungsstücke (Adapter) erhältlich (Luer P500S oder 700S).

Die Insulinpumpe kann vom heutigen technischen Stand her leider die Funktion einer gesunden Bauchspeicheldrüse noch nicht ersetzen, da sie die Glukosekonzentration nicht laufend messen kann. Es gibt zwar Insulinpumpen mit integriertem Blutzuckermesssystem, aber auch diese können nicht automatisch ermitteln, wieviel Insulin abgegeben werden muss. Der Insulinbedarf ist zudem von vielen äusseren Faktoren wie Stress, körperlicher Arbeit und Bewegung abhängig. Obschon man bei der Insulinpumpentherapie noch mehrmals täglich den Blutzucker selbst bestimmen muss, können viele Diabetiker damit fast wie gesunde Menschen leben.

Das Basis-Bolusprinzip

An der Insulinpumpe kann man eine Basalrate einstellen, die den Grundbedarf an Insulin abdeckt und zudem individuell gewählte Boli (Injektionsmengen = die für die Mahleiten und die Korrektur der Glukosespiegel eingestellt werden). Dies nennt man Basis-Bolusprinzip.
Die Pumpe enthält ein Reservoir mit immer nur einer Insulinart, entweder einem Normalinsulin oder einem schnellwirkenden Analoginsulin. In manchen Pumpenmodellen ist das Reservoir klein und zylindrisch und wird ähnlich wie eine Injektionsspritze in steriler Weise mit einem Kolben gefüllt. Bei anderen Modellen benutzt man eine fertige Insulinampulle, ähnlich wie diejenige, die man in

einen Pen einsetzt. Ein Insulinreservoir einer Pumpe enthält zwischen 1 ½ und 3 ml Insulin U100 (zu 100 Einheiten pro ml), so dass es zwischen 150 und 300 Insulineinheiten hergeben kann.

Die Insulinpumpe ist eine gute Alternative zur ICT-Therapie bei Typ-1-Diabetes, mit dem Vorteil, dass der Mahlzeitenbolus an die Mahlzeit angepasst werden kann, die gegessen wird.
Im Gegensatz zur ICT-Therapie, bei welcher die Insulinwirkung zeitlich nicht gleichmässig ist, gibt die Insulinpumpe ca. alle 3 Minuten ein rasch wirkendes Insulin ab. So erzeugt sie einen ausgeglichenen Basisinsulinspiegel, der nur noch durch die Einstellung der Bolusinjektionen an die Mahlzeiten und die körperliche Aktivität angepasst werden muss.

Die Insulinpumpe muss in einer dafür spezialisierten Praxis oder im Spital eingestellt werden. Der Diabetologe berechnet den individuellen Basisbedarf und stellt sowohl diesen, als auch die Bolusdosierungen ein. Er erklärt dem Patienten die Bedienung der Pumpe und wie man die Bolusdosierungen den Mahlzeiten anpassen kann und wie man Pumppausen einstellt, z.B. bei starker körperlicher Aktivität. Er zeigt auch dem Patienten, wie man die Sterilität gewährleistet und wie man den Katheter auswechselt.

Die Insulinpumpe mit Hybrid-Close-Loop-System

Seit dem Jahr 2016 ist dieses Pumpmodell für die Behandlung von Jugendlichen ab 14 Jahren und Erwachsene zugelassen, da dessen Sicherheit für die Patienten belegt werden konnte. Dieses Pumpmodell wird auch als „künstliche Bauchspeicheldrüse" bezeichnet, da der Patient weder Blutzuckermessungen, noch Insulininjektionen ausführen muss.
Das Modell MiniMed 670 der Firma Medtron misst zum Beispiel alle 5 Minuten die Glukosekonzentration in der Gewebsflüssigkeit am Ort der Sonde und passt die Dosierung des Insulins dem momentanen Bedarf an.
Dennoch ist es notwendig einen stark erhöhten Insulinbedarf für kohlenhydratreiche Mahlzeiten selbst einzustellen.
Für Kinder oder für Menschen, die weniger als 8 Insulineinheiten pro Tag benötigen ist das Gerät nicht geeignet[57].

Das Einstellen der Insulinpumpe

Die heutigen Insulinpumpen bieten folgende Funktionen

Die Funktion „Multibasalratenprogrammierung":
Sie erlaubt, tags und nachts, die fünf minütige Abgabe der Basalraten des Insulins zu jeder Zeit dem momentanen Bedarf anzupassen.

Die Funktion „Basalratenprofile":
Sie erlaubt ein Tagesprofil auszuwählen, das dem momentanen individuellen Bedarf entspricht. Das Profil des Insulinbedarfs im Verlaufe eines Tages kann bei jedem Patienten sehr verschieden sein. Mit dieser Funktion kann man das Tagesprofil jederzeit dem veränderten Insulinbedarf durch körperliche Belastungen an Arbeitstagen oder für Körpertraining und Sport anpassen, so auch für veränderten Bedarf an Wochenenden oder durch Schichtarbeit bzw. bei Fernreisen.

Die Funktion „Bolusoptionen":
Mit dieser Funktion kann man die Schnelligkeit der Abgabe des Insulinbolus während einer Mahlzeit einstellen, auf Grund des glykämischen Indexes dessen, was man isst.

Die Funktion „Bolusrechner":
Mit ihr kann man auf der Basis des aktuell gemessenen Blutglukosewertes, des Glukosezielwertes und der Insulinemp-

findlichkeit die individuell notwendige Insulindosis für die Grösse des Bolus berechnen.

Einige Insulinpumpen bieten zusätzlich die Möglichkeit ein Blutzuckermessgerät anzuschliessen und eine Fernbedienung für das Einstellen der Grösse des Bolus, ohne das Gerät aus der Halterung herausnehmen zu müssen.

Die Sensorunterstützte Pumpentherapie (SuP)

Bei diesen Geräten kann man einen Sensor anschliessen, der laufend die Glukosekonzentration in der Gewebeflüssigkeit der Sonde an die Pumpe weitergibt. Misst der Sensor zu tiefe Glukosewerte, so unterbricht die Pumpe automatisch die Insulinzufuhr für eine gewisse Zeit.

Die Therapie des Diabetes Typ 1 und die allgemein anerkannten Therapieziele[58, 59]

Der Typ-1-Diabetes muss immer sofort nach der Diagnosestellung mit Insulin behandelt werden, da die Bauchspeicheldrüse kaum mehr hormonaktiv ist. Da darf keine Verzögerung akzeptiert werden, denn ein diabetisches Koma kann innert weniger Stunden in Erscheinung treten. Es ist besser, die Therapie in einer Klinik zu beginnen, wo gute Überwachung und eine rasche Schulung möglich sind.

Oft beginnt diese Form des Diabetes früh im Leben. Darum ist das Risiko für die Folgekrankheiten besonders gross. Dabei ist es ganz besonders wichtig, hohe Blutzuckerwerte zu vermeiden, auch nach den Mahlzeiten, da sie durch das Phänomen der Glykation die bereits beschriebenen Gefässschäden (Angiopathie) der Augen, der Nieren und im ganzen Körper verursachen und das Gehirn und die Nerven schädigen und zur Polyneuropathie und zur Demenz führen. Beim Typ-1-Diabetes ist die Diät, welche in diesem Buch beschrieben ist, ganz besonders wichtig, denn sie reduziert den Insulinbedarf stark und gleicht ihn über den Tag aus, so dass gefährliche Blutzuckerspitzen nach den Mahlzeiten und Hypoglykämien sehr viel besser vermieden werden können.

Als Ziel sollen mindestens die Hälfte aller gemessenen Blutzuckerwerte im Bereich zwischen 4,4 und 6,7 mmol/l liegen (80–120 mg/dl). Der Gehalt an Glykohämoglobin (HbA_1C) muss so tief wie nur möglich sein, ohne dass man an Unterzuckerungen (Hypoglykämien) leidet. Dies ist möglich, wenn mit einem Profil der Insulininjektionen, das möglichst ausgeglichen ist und dem individuellen Bedarf gut angepasst ist. Am besten ist möglich durch die Injektion nach der *intensivierten oder der funktionellen Insulintherapie* oder mit der *Insulinpumpe* zu erreichen und wenn Blutzuckerspitzen vermieden werden, durch eine *Diät*, wie sie in diesem Buch beschrieben ist. Bei HbA_{1C}-Werten über 7,5 % besteht ein hohes Risiko für Folgeschäden und Komplikationen des Diabetes.

Schema für die intensivierte Insulintherapie

Die intensivierte Insulintherapie	
Zum Frühstück	Normalinsulin oder kurz wirksames Analoginsulin (ev. plus ein lang wirksames Insulin)
Zum Mittagessen	Normalinsulin oder kurz wirksames Analoginsulin
Zum Abendessen	Normalinsulin oder kurz wirksames Analoginsulin
Für die Nacht	NPH-Insulin (lang wirksames Humaninsulin) oder ein langwirksames Analoginsulin

Manchmal sind auch weitere Injektionen mit Basalinsulin notwendig, um das Wirkungsprofil auszugleichen. Falls man nachmittags etwas essen möchte, so ist eine Zwischeninjektion des kurz wirksamen oder Analoginsulins notwendig.

In der Schulung lernen die Patienten, die Dosierung des kurz wirksamen Insulins entsprechend den Kohlenhydrateinheiten (als Broteinheiten bezeichnet), die sie essen, anzupassen. In der Schulung lernt man, bei körperlicher Anstrengung die Insulindosis zu reduzieren und bei einer Erkrankung, z. B. einer Erkältung, die Dosis leicht zu erhöhen.

Die Therapie des Diabetes des Typs II

Allein durch Gewichtsabnahme und mehr Bewegung kann die Insulinresistenz gebessert werden. Dadurch sinkt der Blutzuckerspiegel und der Insulinbedarf zuverlässig ab und zwar deutlicher und früher als der Blutdruck. Durch eine Gewichtsabnahme um 10 kg erreicht etwa die Hälfte aller Patienten einen normalen Nüchternblutzuckerspiegel. Doch hält dieser Erfolg leider nicht lange an, wenn die Gewichtsreduktion bloss durch Kalorienreduktion erreicht wurde. Dann können die meisten Patienten danach das tiefere Körpergewicht nicht halten, denn bei der allgemein üblichen Diätberatung geschieht keine grundlegende Änderung der Ernährungs- und Lebensweise, so dass die Stoffwechselstörung, die zur Adipositas und zum Diabetes geführt hatte nicht behoben wird. Aus dieser resignativen Erfahrung begünstigt die medizinische Schule derzeit eine frühzeitige medikamentöse Therapie. Gelingt die Gewichtsreduktion gar nicht, so wird oft sogar eine chirurgische Überbrückung des Magens und des oberen Dünndarms (ADIB), antidiabetischer Bypass[60] empfohlen. Doch bringt dies massive Nebenwirkungen und Probleme mit sich.
Die Bedeutung der Körperbewegung und des Wanderns bei Diabetes mellitus.

Durch körperliche Bewegung gelangt mehr Glukose in die Muskelzellen hinein. Belastet man die Muskulatur mehr als ½ Stunde lang, wird sie zusätzlich durch Fettstoffe aus dem Fettgewebe versorgt. Zudem werden die Muskelzellen empfindlicher für Insulin. Darum sinkt der Blutzuckerspiegel durch Muskelarbeit ab, wenn man die Insulindosierung nicht erhöht. Die Stoffwechselleistung der Muskulatur nimmt zu. Wandert man jeden Tag, so wird ganz besonders das Fettgewebe in der Bauchhöhle, der Bauchwand, am Gesäss und an den Oberschenkeln abgebaut. Dabei vermindern sich auch andere Risikofaktoren der Herz-Kreislaufkrankheiten und anderer Folgekrankheiten des Diabetes mellitus. Die Körperübungen gehören immer in den Therapieplan. Die beste Art des Körpertrainings sind tägliche Spaziergänge während 1 Stunde und zudem grössere Wanderungen, so oft als möglich.

Menschen, die ihren Diabetes mit Insulin behandeln müssen (Typ-1-Diabetes) sollten die Körperübungen nicht am Abend einplanen, um nächtliche Hypoglykämien zu vermeiden. Sie sollten das Insulin nicht in die Nähe stark beanspruchter Muskelgruppen injizieren, denn dort gelangt es, obschon in das darüberliegende Fettgewebe injiziert, durch die Bewegungen schneller ins Blut, so dass Hypoglykämien entstehen können. Vor Spaziergängen oder körperlichen Anstrengungen sollte man 1 bis 2 Broteinheiten essen. Es ist gut, unterwegs, für den Notfall einige Rosinen und Traubenzucker bei sich zu tragen.

Immer muss man die Bewegung in der Therapie berücksichtigen, entweder dadurch, dass man die Insulindosis herabsetzt oder dass man etwas Nahrung zu sich nimmt. In der Diabetesschulung lernt man dies, doch braucht es danach viel persönliche Erfahrung.

Hat man einen Diabetes vom Typ 1, so kann man trotzdem grundsätzlich jede Sportart ausüben. Für Menschen mit Diabetes des Typs 2 sind so genannte dynamische Sportarten geeignet, wie Wandern, Schwimmen, Tanzen oder Skilanglauf. Kraftsport soll man dagegen meiden, so lange noch ein Bluthochdruck besteht.

Die Entwöhnung vom Rauchen als Bestandteil der Basistherapie des Diabetes mellitus

Tabakkonsum erhöht die Insulinresistenz[61, 62]. Rauchen gefährdet für die Entwicklung eines Typ-1-Diabetes. Es führt in hohem Masse zur Bildung reaktiver Sauerstoffspezies (R.O.S.) und damit zu starkem oxydativem Stress, wie wir ihn weiter oben beschrieben haben[63].
Oxydativer Stress steht im Zentrum der Ursachen der Autoimmunreaktionen, welche die Betazellen des Pankreas zerstören und den Diabetes des Typs 1 verursachen[64]. Rauchen verringert die Nierenfunktion (glomeruläre Filtrationsrate) bei Männern mit Typ-1-Diabetes[65].

Dass das Rauchen eine bedeutende Ursache des Diabetes des Typs 2 ist, wurde durch viele Studien belegt. Es verdoppelt das Risiko an einem Diabetes mellitus zu erkranken[66]. In einer grösseren japanischen Studie wurde nachgewiesen, dass dies von der Dosierung unabhängig ist, das heisst unabhängig von der Anzahl Zigaretten, die man pro Tag raucht. Menschen ab dem 40. Lebensjahr sind besonders gefährdet[67].
Die Gefährdung für Diabetes erklären die Wissenschaftler durch den oxydativen Stress, den das Rauchen verursacht, durch eine Verstärkung der Insulinresistenz und dadurch, dass das Rauchen den Glukosetransport in der Skelettmuskulatur deutlich verschlechtert. Hinzu kommen direkte toxische Wirkungen des Kohlenmonoxyds und anderer Substanzen des Tabakrauchs auf die Inselzellen der Bauchspeicheldrüse[68]. Besonders ungünstig ist, wenn man zusätzlich auch Alkohol trinkt, denn das Rauchen verstärkt die Schäden, die der Alkohol bereits in kleinen Mengen verursacht. Wir haben bereits dargelegt und erklärt, warum das Risiko für kardiovaskuläre Krankheiten beim Diabetes stark erhöht ist. Das Rauchen potenziert dieses Risiko zusätzlich und verstärkt die Schäden in den Nieren ganz besonders.

Das Todesfallrisiko wegen Schäden am Herz-Kreislaufsystem durch das Rauchen, geht nach der Nikotinentwöhnung nur allmählich, über Jahre zurück, und zwar umso langsamer, je länger man geraucht hat[69, 70, 71].

Die Entwöhnung vom Rauchen gehört alldem zu Folge ganz offiziell zur Basis der Massnahmen zur Verhütung und Therapie des Diabetes mellitus[72].

Diabetes und Alkohol

Dass ein Zusammenhang zwischen dem Alkoholkonsum und Diabetes mellitus besteht, galt unter den Ernährungswissenschaftlern lange als umstritten. Die Häufigkeit (prevalence) des Diabetes mellitus hat sich in den letzten drei Jahrzehnten weltweit verdreifacht.

Epidemiologische Studien haben inzwischen gezeigt, dass nicht die genetischen Faktoren, sondern ungesunde Ernährung, Bewegungsmangel, Rauchen und Alkoholkonsum im Zentrum der Ursachen dieses Anstiegs stehen. Am stärksten wurde er in Asien, besonders in China und Indien festgestellt, aber fast ebenso stark in den westlichen Ländern. Die Rolle, welche dem Alkoholkonsum zukommt, ist noch umstritten. Nach dem Trinken einer kleinen Menge Alkohol erhöht sich die Sensitivität der Zellmembranen auf das Insulin etwas, was man bei der Behandlung mit Insulin berücksichtigen muss, indem man die Dosis um ca. 20 % reduziert. Hieraus entstand vorerst die Hypothese, dass ein mässiger Alkoholkonsum sich vielleicht auf den Verlauf des Diabetes mellitus günstig auswirken könnte. Jedoch erhöht gelegentliches Trinken bis zu einem gewissen Rausch das Diabetesrisiko bei Männern und Frauen deutlich[73,74]. Nachdem vorerst verschiedene epidemiologischen Studien auf ein vermindertes Typ-2-Diabetesrisiko bei gelegentlichem Trinken kleiner Alkoholmengen hingewiesen hatten,[75,76] bewiesen grosse Prospektivstudien, in denen die anderen Risikofaktoren sorgsam ausgeschaltet wurden, dass auch diejenigen Menschen, die oft kleine Mengen Alkohol tranken („moderate and social drinkers") signifikant häufiger an einem Diabetes des Typs 2 erkranken als Abstinenten[77,78].

Wenn man die Alkoholfrage einzeln betrachtet, kommt man auf falsche Schlussfolgerungen.

Die Gefahr für Menschen mit Diabetes mellitus liegt in erster Linie in den Folgekrankheiten. Die meisten sterben an einem Herzinfarkt oder Hirnschlag. Alle übrigen Risikofaktoren für diese Katastrophen müssen mitberücksichtigt werden. Regelmässige kleine Alkoholdosen, z.B. etwas Rotwein zur Abendmahlzeit belasten die Leber, die Bauchspeicheldrüse und den Stoffwechsel ganz bedeutend. Lebenslanges trinken mässiger Alkoholmengen ist eine wichtige Teilursache für das so genannte metabolische Syndrom, das definiert ist durch die Symptome Übergewicht, Bluthochdruck und Fettstoffwechselstörung[79]. Dieses ist einer der wichtigsten Risikofaktoren für kardiovaskuläre Krankheiten mit den katastrophalen Ereignissen eines Herzinfarkts und Hirnschlages. Die Schäden, die durch regelmässige kleine Alkoholdosen entstehen sind in unserem Bircher-Benner Handbuch Nr. 19 für Bluthochdruck, Herz- und Arteriosklerosekranke mit allen wissenschaftlichen Belegen eingehend beschrieben. Hinzu kommt, dass der mässige, regelmässige Alkoholkonsum die Nieren zusätzlich schädigt, so dass die diabetische Nephropathie und Niereninsuffizienz häufiger und früher entsteht[80].

Kaffee und Diabetes mellitus

Um eine wissenschaftliche Studie durchzuführen braucht es bedeutende finanzielle Mittel.
Über keine anderen Themen sind so viele widersprüchliche Resultate zu finden, wie über Alkohol und Kaffee. Meistens erscheinen zuerst die Studien, welche eine positive Wirkung auf die Gesundheit zeigen und später werden sie relativiert durch neuere Studien, die schädliche Wirkungen nachweisen. So geschah es auch mit dem Kaffee und seiner Wirkung auf Menschen mit Diabetes mellitus.
In einer prospektiven Studie von 1986–1997 wurden Fragebogen an 28812 Frauen abgegeben, die anfangs weder einen Diabetes, noch eine Adipositas, noch Herz-Kreislaufprobleme hatten und die Menopause hinter sich hatten.
Nach den Antworten der Frauen in der Nachkontrolle durch einen zweiten Fragebogen nach 11 Jahren waren diejenigen, welche notierten, mehr koffeinfreien Kaffee getrunken zu haben, etwas weniger oft an einem Diabetes mellitus des Typs 2 erkrankt als die Kaffeeabstinentinnen[81]. Dieses Resultat fand grosse Beachtung, zumal es den täglichen Gewohnheiten schmeichelte. Kaffee sollte nicht nur vor Diabetes schützen, sondern auch vor Angina pectoris und einem Herzinfarkt, einer Depression und sogar vor einer Alzheimerdemenz. In neuerer Zeit wurden diese Resultate von Beobachtungsstudien aber in Frage gestellt[82]. Auch wurde nachgewiesen, dass das Kaffee-

trinken bei Männern die Blutspiegel von Cholesterin und Apolipoprotein B erhöht und dass das Risiko für kardiovaskuläre Krankheiten wie Herzinfarkt und Hirnschlag erhöht ist[83, 84, 85]. Dieses Resultat hat grosse Bedeutung für Menschen mit Diabetes des Typs 2, da das bei ihnen erhöhte kardiovaskuläre Risiko die grösste Gefahr für ihre Gesundheit und ihr Leben ist.

Rauchen und die Adipositas bewirken genetische Veränderungen durch so genannten genetischen Polymorphismus. Dies bedeutet, dass durch diese Einwirkungen schädliche genetische Mutationen im Laufe des Lebens entstehen. Im Jahr 2015 wurden die genetischen Veränderungen untersucht, welche ein regelmässiger Kaffeekonsum bewirkt. Dabei fand man ähnliche genetische Veränderungen durch Kaffeekonsum, wie diejenigen, die man bei Rauchern und adipösen Menschen festgestellt hatte. In Tierversuchen wurde eine Schädigung der Darmflora durch Kaffee nachgewiesen, die zu einer Verstärkung der Insulinresistenz führte[86]. Im Ganzen gibt es nicht sehr viele wissenschaftliche Untersuchungen über die Wirkung des Kaffeekonsums auf das Diabetesrisiko, doch überwiegen heute diejenigen, welche eine schädliche Wirkung bezeugen, deutlich. Leidet man an Diabetes mellitus des Typs 2, so kann man ihn diätetisch heilen, so lange die Inselzellen des Pankreas noch nicht zerstört sind. Nach unserer jahrzehntelangen Erfahrung ist hierzu der Verzicht auf den Konsum von Kaffee und Alkohol Voraussetzung für das Gelingen der Heilung.

Die Therapie des Diabetes Typ 2 nach den Leitlinien der deutschen Gesellschaft für Diabetes[87]

Wegen den gefährlichen Folgekrankheiten stuft die medizinische Schule Typ-2-Diabetiker als Hochrisikopatienten ein. Als Grundpfeiler der Therapie des Diabetes Typ 2 wurden die Gewichtsreduktion, vermehrte Bewegung, die Umstellung der Ernährung definiert. Man behandelt auch die anderen kardiovaskulären Risikofaktoren. Ein Bluthochdruck wird mit Medikamenten angegangen und möglichst unter 130/85 mm Hg gehalten. Die Fettstoffwechselstörung wird mit Statinen therapiert, mit Medikamenten, welche die Cholesterinsynthese im Darm und in der Leber hemmen. Der Urin wird auf Albumin kontrolliert, um eine Mikroalbuminurie als Zeichen einer Nierenschädigung frühzeitig zu erkennen. Trotzdem sind heute die meisten Patienten, welche wegen Nierenversagen in die Dialysebehandlung aufgenommen werden müssen, Menschen mit Diabetes Typ 2.

Eine dauerhafte Senkung des Körpergewichts gelingt meistens nicht, da üblicherweise nur mit Kalorienreduktion gearbeitet wird. Die biophysikalischen Kenntnisse zur Qualität der Nahrungsenergie und die entscheidende Bedeutung pflanzlicher Rohkost für die Sanierung der Stoffwechselstörung sind noch nicht in die medizinische Schule eingedrungen.

Offizielle Empfehlungen zur Ernährungsumstellung und Gewichtskontrolle	
Gewichtskontrolle	BMI < 25 kg/m² Körperoberfläche Taillenumfang: Frauen: < 80 cm Männer: < 94 cm
Kohlenhydratanteil	50 %
Fettanteil	35 %
Eiweissanteil	15–20 %
So genannte „Ballaststoffe“ (Obst und Gemüse): mindestens 30 g/Tag	
Begrenzung der Kalorienzufuhr auf durchschnittlich 2000 Kcal/Tag	
Zuckerzufuhr ≤ 50 g pro Tag	
Fettzufuhr: gesättigte Fettsäuren < 10 % der Gesamtenergiezufuhr Mehrfach ungesättigte Fette < 10 % der Gesamtenergiezufuhr Gehärtete Pflanzenfette meiden wegen den Transfettsäuren Einfach ungesättigte Fettsäuren werden bevorzugt (Olivenöl) Einschränkung der Cholesterinzufuhr unter 300 mg pro Tag	
Alkohol: Frauen ≤ 10 g Reinalkohol pro Tag Männer ≤ 20 g Reinalkohol pro Tag	

Die Beurteilung des Körpergewichts
Heute verwendet man hierzu den BMI = „bodymass index“. Er errechnet sich aus dem Körpergewicht in Kg geteilt durch die Körpergrösse im Quadrat:

Gewichtsklassifikation bei Erwachsenen anhand des BMI (nach WHO, Stand 2008)[88]

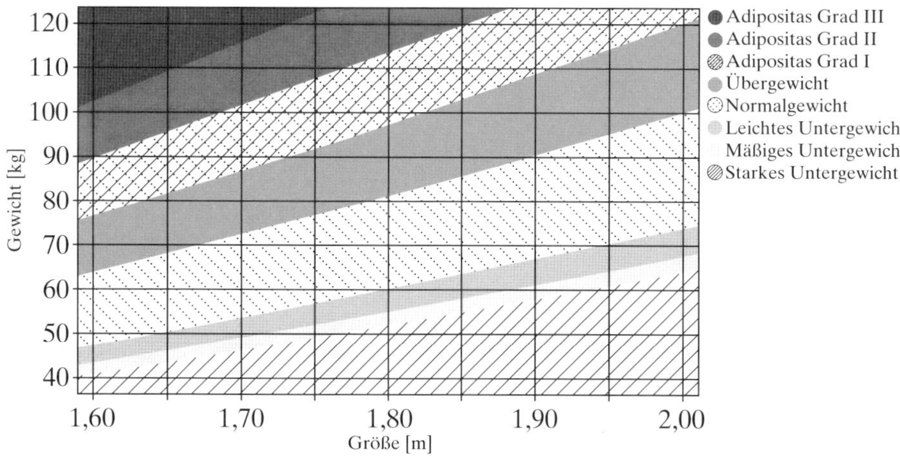

Die Gewichtsklassen in Abhängigkeit von Körpermasse und Körpergrösse (nach nebenstehenden BMI-Angaben)

Kategorie	BMI (kg/m²)	Körpergewicht
Starkes Untergewicht	< 16	
Mässiges Untergewicht	< 16,0 – < 17,0	Untergewicht
Leichtes Untergewicht	< 17,0 – < 18,5	
Normalgewicht	< 18,5 – < 25,0	Normalgewicht
Präadipositas	< 25,0 – < 30,0	Übergewicht
Adipositas Grad I	< 30,0 – < 35,0	
Adipositas Grad II	< 35,0 – < 40,0	Adipositas
Adipositas Grad III	< 0,0 – ≥ 40	

Der BMI ist eine zu grobe Vereinfachung, da er weder das Geschlecht, noch den Körperbau, noch das Alter berücksichtigt. Wir empfehlen Ihnen, sich stattdessen an unserer Tabelle auf Seite 65 am Anfang unseres diätetischen Teils zu orientieren.

Diabetiker, welche mit Sulfonylharnstoffen, Glinidin oder Insulin behandelt sind, müssen lernen, die Kohlenhydratzufuhr zu planen. Sie müssen lernen, mit Broteinheiten umzugehen.
Jedes Trinken von Alkohol bedeutet für sie ein Hypoglykämierisiko. Alkohol erhöht den Triglyceridspiegel. Darum empfiehlt auch die medizinische Schule Patienten mit Hypertriglycerinämie eine vollständige Abstinenz.

Tabellen zum Idealgewicht

Das Idealgewicht erwachsener Männer

Tabelle Ia: Idealgewicht Erwachsener MÄNNER
Idealgewicht in Kilogramm, 25 Jahre und älter

Grösse cm	leichter Knochenbau	mittelschwerer Knochenbau	schwerer Knochenbau
154	48,5–52,2	51,3–56,2	54,9–61,7
155	49,1–52,7	51,8–56,9	55,4–62,2
156	49,6–53,2	52,3–57,6	56,0–62,8
157	50,2–53,8	52,9–58,3	56,5–63,3
158	50,7–54,3	53,4–58,9	57,0–64,0
159	51,2–54,9	53,9–59,4	57,6–64,7
160	51,8–55,4	54,5–59,9	58,1–65,5
161	52,3–55,9	55,0–60,5	58,7–66,2
162	52,9–56,5	55,6–61,0	59,2–66,9
163	53,4–57,2	56,1–61,7	59,7–67,6
164	53,9–57,9	56,6–62,4	60,3–68,3
165	54,5–58,6	57,2–63,1	60,9–69,1
166	55,2–59,3	57,9–63,8	61,6–70,0
167	55,7–60,0	58,7–64,6	62,3–70,9
168	56,6–60,7	59,4–65,4	63,1–71,8
169	57,4–61,4	60,1–66,3	64,0–72,7
170	58,1–62,2	60,8–67,1	64,9–73,5
171	58,8–62,9	61,5–67,9	65,6–74,2
172	59,5–63,9	62,2–68,6	66,3–74,9
173	60,2–64,4	62,9–69,3	67,0–75,6
174	60,9–65,3	63,7–70,0	67,7–76,4
175	61,9–66,2	64,4–70,8	68,4–77,1
176	62,4–66,9	65,1–71,6	69,2–78,0
177	63,1–67,9	65,8–72,5	69,9–78,9
178	63,8–68,3	66,5–73,4	70,7–79,8
179	64,5–69,0	67,2–74,3	71,6–80,7
180	65,2–69,8	67,9–75,2	72,5–81,6
181	65,9–70,5	68,7–76,1	73,2–82,5

Grösse cm	leichter Knochenbau	mittelschwerer Knochenbau	schwerer Knochenbau
182	66,6–71,2	69,4–77,0	73,9–83,4
183	69,4–72,0	70,1–77,9	74,7–84,2
184	68,1–72,9	70,8–78,8	75,6–85,1
185	68,8–73,8	71,5–79,7	76,5–86,0
186	69,5–74,5	72,4–80,6	77,4–86,9
187	70,2–75,2	73,3–81,5	78,3–87,8
188	70,9–75,9	74,2–82,4	79,1–88,7
189	71,6–76,6	75,1–83,3	79,8–89,6
190	72,4–77,3	76,0–84,1	80,5–90,5
191	73,1–78,1	76,9–85,0	81,2–91,4
192	73,8–78,8	77,8–85,9	82,0–92,3

abgeändert nach Statistical Bulletin, Bd. 40 (1959) der Metropolitan Life Insurance Company
Idealgewicht: Gewicht mit der höchsten Lebenserwartung

Das Idealgewicht erwachsener Frauen

Tabelle Ib: Idealgewicht Erwachsener FRAUEN
Idealgewicht in Kilogramm, 25 Jahre und älter

Grösse cm	leichter Knochenbau	mittelschwerer Knochenbau	schwerer Knochenbau
144	40,5–43,3	42,3–47,4	45,9–52,8
145	40,8–43,9	42,6–47,9	46,3–53,4
146	41,2–44,4	43,0–48,5	46,7–53,9
147	41,5–44,9	43,6–49,0	47,2–54,4
148	41,9–45,5	44,1–49,5	47,7–55,0
149	42,4–46,0	44,6–50,1	48,3–55,5
150	42,9–46,5	45,2–50,6	48,8–56,1
151	43,4–47,1	45,7–51,1	49,3–56,6
152	43,9–47,6	46,2–51,8	49,8–57,1
153	44,5–48,1	46,7–52,2	50,4–57,6
154	45,0–48,7	47,3–52,8	50,9–58,2
155	45,6–49,2	47,8–53,3	51,5–58,7
156	46,1–49,7	48,4–53,8	52,0–59,3
157	46,7–50,3	48,9–54,5	52,5–60,0
158	47,2–50,8	49,5–55,3	53,1–60,7
159	47,7–51,4	50,0–56,0	53,7–61,4
160	48,3–51,9	50,5–56,7	54,4–62,2
161	48,8–52,4	51,1–57,4	55,2–62,9

Grösse cm	leichter Knochenbau	mittelschwerer Knochenbau	schwerer Knochenbau
162	49,3–53,1	51,8–58,3	55,8–63,6
163	49,9–53,8	52,5–59,2	56,6–64,3
164	50,5–54,5	53,2–60,0	57,3–65,0
165	51,2–55,3	53,9–60,7	58,0–65,7
166	51,9–56,0	54,6–61,4	58,7–66,4
167	52,6–56,7	55,3–62,1	59,4–67,1
168	53,3–57,4	56,0–62,8	60,1–67,8
169	54,0–58,1	56,8–63,6	60,8–68,6
170	54,8–58,8	57,5–64,3	61,6–69,3
171	55,5–59,5	58,2–65,0	62,3–70,0
172	56,2–60,4	58,9–65,7	63,0–70,8
173	56,9–61,3	59,6–66,3	63,7–71,7
174	57,6–62,1	60,3–67,1	64,4–72,6
175	58,3–62,9	61,0–67,8	65,1–73,5
176	59,0–63,6	61,8–68,6	65,8–74,4
177	59,8–64,3	62,5–69,3	66,6–75,3
178	60,5–65,0	63,2–70,0	67,3–76,2
179	61,2–65,7	63,9–70,7	68,0–77,1
180	61,9–66,4	64,6–71,4	68,7–78,0
181	62,6–67,1	65,3–72,1	69,4–78,9

abgeändert nach Statistical Bulletin, Bd. 40 (1959) der Metropolitan Life Insurance Company
Idealgewicht: Gewicht mit der höchsten Lebenserwartung

Die rein thermische Nahrungsenergie in Kilokalorien

Energiegehalt der drei Nahrungsstoffarten und des Alkohols	
Fette	9 Kcal pro Gramm
Kohlenhydrate	4 Kcal pro Gramm
Eiweisse	4 Kcal pro Gramm
Alkohol	7 Kcal pro Gramm

Diese Angaben entsprechen nicht ganz genau der Wirklichkeit. Sie sind zur Vereinfachung der Rechnung auf ganze Zahlen abgerundet worden.

Das Problem der Nahrungsenergie

Die offiziell anerkannten Diätempfehlungen basieren auf einem Verständnis der Nahrungsenergie in Form reiner Wärmeenergie (Kalorien) und damit auf dem *1. Hauptsatz der Thermodynamik,* der 1842 vom deutschen Arzt Julius Robert Mayer formuliert wurde. Er bildete 1847 die Grundlage für die Formulierung des Energierhaltungsgesetzes von Hermann von Helmholz. Es besagt, dass in einem geschlossenen System bei mechanischen oder chemischen Prozessen keine kalorische Energie verloren geht, sie bleibt erhalten. 1865 erkannte der deutsche Physiker Rudolf Clausius, den Widerspruch des ersten Hauptsatzes zur Realität und formulierte den *zweiten Hauptsatz der Thermodynamik*, der besagt, dass wohl die thermische Energie in einem geschlossenen System nicht verloren geht, aber bei allen spontan ablaufenden chemischen oder mechanischen Prozessen entsteht physikalisch gesehen Unordnung. Er nannte diese Entropie und bewies damit, dass das Perpetum mobile (ein Motor, der ohne Energiezufuhr läuft) nicht möglich ist.

Mit Clausius kam ein neues Verständnis der Qualität von Energien auf. Diese Erkenntnisse sind in die Wissenschaften der Chemie und Physik aufgenommen worden, erstaunlicherweise aber bis heute nicht in die Medizin und die Ernährungswissenschaft. Maximilian Bircher-Benner hat dies in seiner 1905 in Berlin publizierten Ernährungslehre korrigiert und den zweiten Hauptsatz der Thermodynamik auf die Nahrungsenergie angewandt[89, 90]. Damit bekamen die lebendigen Nahrungsmittel aus Pflanzen, welche über die Photosynthese verfügen, die höchste verfügbare Nahrungsenergie. (Vergleichen Sie hierzu das untenstehende Kapitel „Zweierlei Nahrungsenergie“).

Bircher-Benners Verständnis der Nahrungsenergie nach ihrem qualitativen Wert ist durch die neuen Forschungen der Biophysik, der Biophotonenforschung und der Molekularbiologie in jeder Hinsicht bestätigt worden[91, 92, 93, 94, 95, 96, 97].

Die biophysikalische Qualität und Ordnung der Nahrungsmittel bildet die Basis der Diätetik, die diesem Buch zugrunde liegt. Der erstaunliche Mangel des heutigen medizinischen Paradigmas an diesen Kenntnissen ist der Grund, dass eine dauerhafte Heilung der Adipositas und des Diabetes des Typs 2 mit den allgemein üblichen Methoden in der Regel nicht gelingt. Ganz anders sieht dies aus, wenn die in diesem Buch beschriebene Bircher-Benner-Diät befolgt wird.
Dies hat tragische Folgen, denn die Patienten werden bei der heute üblichen Therapie in aller Regel medikamentös behandelt. Dies kann den Diabetes des Typs 2 leider nicht heilen, sondern höchstens die Folgekrankheiten etwas hinausschieben. Zudem fügt sie zum Grundleiden des Diabetes viele zum Teil gefährliche Nebenwirkungen der Medikamente hinzu.

Diabetesmedikamente (Antidiabetika), Wirkung und Nebenwirkungen

Es gibt Medikamente, welche die Betazellen der Bauchspeicheldrüse dazu zwingen, mehr Insulin zu produzieren (insulinotrope Antidiabetika). Diese bergen die Gefahr von Unterzuckerungen (Hyoglykämien) in sich, sobald etwas weniger Nahrung eingenommen wird. Beim Diabetes des Typs 2 sind die Inselzellen aber ohnehin schon überbelastet, da sie wegen der Insulinresistenz mehr Insulin als normal produzieren müssen, so dass sie sich mit der Zeit erschöpfen werden. Dies erkennt man daran, dass der zuvor erhöhte Insulinspiegel unter die Normgrenze absinkt.

Nichtinsulinotrope Antidiabetika

Diese Medikamente stimulieren die Insulinausschüttung nicht, so dass die Gefahr von Hypoglykämien gering ist und die Inselzellen sich weniger rasch erschöpfen. Deshalb gibt man dieser Art von Antidiabetika den Vorrang:

Metformin

Beim Diabetes mellitus des Typs 2 kann die Glukose wegen der Insulinresistenz nicht in die Leberzellen hineingelangen. Dadurch messen diese im Inneren einen Mangel an Glukose, der sie dazu veranlasst, viel Glukose zu produzieren und ans Blut abzugeben.

Metformin hemmt die Glukoseneubildung (Glukoneogenese) durch die Leber Unangenehme Nebenwirkungen sind: Übelkeit, Oberbauchbeschwerden und selten eine Übersäuerung des Körpers mit Milchsäure (Laktatazidose). Wegen diesen Nebenwirkungen nimmt man Metformin am besten am Ende der Mahlzeit.

Metformin wird eingesetzt, wenn eine Insulinresistenz besteht. Es darf nicht eingenommen werden, wenn bereits ein Kreatininwert > 106 γmol/l besteht, der einen Schaden der Nieren anzeigt (Nephropathie). Weitere Kontraindikationen sind: Leberschäden, Entzündung der Bauchspeicheldrüse (Pankreatitis), Alkoholismus, Sauerstoffmangel im Blut (Hypoxie), Schwangerschaft und Stillzeit und während einer Gewichtsreduktionsdiät unter 1000 Kcal.

Alpha-Glukosidasehemmer (Acarbase [Glucobay®], Miglitol [Diastabol®])

Diese Medikamente hemmen das Enzym Alpha Glukosidase im Darm, das notwendig ist, um Mehrfachzucker in einfache Zuckermoleküle (Monosaccharide) aufzuspalten. Dadurch wird die Zuckerresorption im Darm verlangsamt, so dass der Blutzuckeranstieg nach dem Essen allmählicher erfolgt und reduziert wird. Sie werden eingesetzt, wenn nach den Mahlzeiten hohe Glukosewerte gemessen werden.
Sie müssen mit dem ersten Bissen der Mahlzeit eingenommen werden, damit sie zusammen mit der Nahrung in den Darm gelangen.
Als Nebenwirkung verursachen sie Blähungen und Durchfälle.

Alpha-Glukosidasehemmer dürfen nicht bei Patienten unter 18 Jahren angewendet werden, auch nicht bei chronischen Darmerkrankungen, fortgeschrittener Nephropathie mit teilweisem Nieren-

versagen (Niereninsuffizienz), in der Schwangerschaft und Stillzeit.
Viele Patienten nehmen diese Medikamente nicht lange ein, wegen den unangenehmen Nebenwirkungen. Zudem wird ihre Wirkung angezweifelt (Stop-NIDDM-Studie)[98, 99].

Glitazone (Pioglitazon [Actos®], Rosiglitazon [Avandia®])
Diese Medikamente erhöhen die Empfindlichkeit alle Zellen auf Insulin, indem sie eine Vermehrung der GLUT 1- und GLUT 4-Transportsysteme für Glukose in den Membranen der Zellen bewirken und zwar besonders an den Muskelzellen. Sie werden ebenfalls zur Minderung der Insulinresistenz eingesetzt.
Bei übergewichtigen Patienten werden sie auch mit Metformin kombiniert (z.B. unter den Namen Avandamet®, Competact® u.a.)
Sie haben bedeutende, zum Teil gefährliche unerwünschte *Nebenwirkungen,* wie Gewichtszunahme, Ödeme (Wassereinlagerung in die Gewebe), Leberschäden und eine Erhöhung der Knochenbrüchigkeit bei Frauen.
Gegenanzeigen: Schwangerschaft, Stillzeit, Herzinsuffizienz, Nephropathie mit schwerer Niereninsuffizienz. Funktionsstörungen der Leber (erhöhte Leberenzymwerte).
Für diese beiden Medikamente (ohne Metforminzusatz) liegen Studien über positive Wirkungen vor in denen sie gegenüber den anderen Antidiabetika, auch gegenüber Metformin, überlegen sind. Sie sollen entzündungshemmend wirken (Senkung des C-reaktiven Proteins CRP und der Leukozytenzahl) und sie sollen die Verfettung der Leber hemmen. Andererseits erhöhen sie auch das Hormon Adiponekrin, das bewirkt, dass überall im Körper übermässig Fettzellen und Fett eingelagert werden, auch in Fettzellen, die bereits übermässig gefüllt sind, so dass das Körpergewicht ansteigt[100, 101, 102].

Insulinotrope Antidiabetika

Diese Medikamente werden bei normalgewichtigen Patienten eingesetzt, die wegen der Insulinresistenz, die durch Fehlernährung entstanden ist, einen erhöhten Insulinbedarf haben, so dass im Verhältnis zu diesem erhöhten Bedarf ein relativer Insulinmangel besteht. Für übergewichtige Menschen sind sie ungeeignet, da auch sie eine Zunahme des Körpergewichts erzeugen.

Sulfonylharnstoffderivate ([Clibenclamid], Glimepirid [Amaryl®] u.a)
Diese Medikamente zwingen die Betazellen des Pankreas, die ohnedies schon überlastet sind, noch mehr Insulin zu produzieren.

Die *Nebenwirkungen* sind bedeutend. Es besteht eine Gefahr gefährlicher Unterzuckerung (Hypoglykämie), sobald etwas weniger Nahrung aufgenommen wird. Bei Sulfonylharnstoffen mit Langzeitwirkung ist diese Gefahr noch grösser. Diese Medikamente verursachen innert drei Jahren eine durchschnittliche Gewichtszunahme von 4,8 kg. Dies ist absolut unerwünscht und *verstärkt das Risiko für die gefährlichen Folgekrankheiten* des Diabetes mellitus. Zudem lässt die Wirkung im Laufe der Therapie allmählich nach.

Kontraindikationen: Schwangerschaft und Stillzeit, grössere Operationen, grössere Stoffwechselstörung, Niereninsuffizienz (erhöhtes Kreatinin), Leberinsuffizienz (erhöhte Leberenzyme) und allergische Reaktionen auf Sulfonylharnstoffderivate oder auf Probenecid, ein Mittel, das bei Gicht verschrieben wird, zur Senkung des Harnstoffsspiegels. Hier handelt es sich um eine so genannte Kreuzallergie.

Glinide, (Nateglinid [Starlix®], Repaglinid [NovoNorm®] u.a.).
Die Glinide bewirken eine raschere Stimulation von Insulin aus den Betazellen

des Pankreas als die Sulfonylharnstoffderivate.
Als *Nebenwirkung* steht die Gefahr von Hypoglykämien im Vordergrund, auch wenn sie etwas geringer ist als bei den Sulfonylharnstoffderivaten und die Gewichtszunahme ist bedeutend geringer.
Kontraindikationen: Schwangerschaft und Stillzeit, Leber- oder Niereninsuffiienz, Allergien gegen diese Stoffe. Repaglinid darf nicht zusammen mit Gemfibrozil (Gevilon®) eingenommen werden.

Zur Insulintherapie beim Diabetes des Typs 2

Früher galt ein Herzinfarkt oder ein Schlaganfall als absolute Indikation eine Insulintherapie zu beginnen. Aufgrund der Resultate einer gross angelegten Studie (DIGAMI-2-Studie[103]) bevorzugt man heute vorerst einmal rigorose Massnahmen zur allgemeinen Verbesserung des Stoffwechsels.

Die Hypoglykämie

So bezeichnet man eine Unterzuckerung (zu tiefer Blutzuckerspiegel, < 2,77 mmol/l bzw. 50 mg/dl), oder auch Hypoglykämie. Ist sie sehr ausgeprägt, so dass man bewusstlos wird, spricht man auch von einem „Zuckerschock".

Ab welchem Ausmass der Unterzuckerung man Symptome verspürt, ist bei jedem Menschen verschieden. Neben einer „asymptomatischen" unterscheidet man eine „symptomatische Hypoglykämie" mit zwei Schweregraden:

a) Man kann sich noch selbst helfen, um aus der Hypoglykämie herauszukommen.
b) Man ist auf fremde Hilfe angewiesen.

Hypoglykämiezeichen sind: Schwäche, kalter Schweiss, Benommenheit, bis hin zur Bewusstlosigkeit. Bei einer langdauernden, sehr ausgeprägten Unterzuckerung mit Bewusstlosigkeit besteht Lebensgefahr, wenn nicht rasche Hilfe kommt.

Hypoglykämien entstehen bei Diabetes durch eine zu hohe Insulindosis im Verhältnis zur Nahrungsaufnahme oder eine Überdosierung der oben beschriebenen insulinotropen Antidiabetika, wenn körperliche Anstrengungen nicht genügend berücksichtigt wurden oder durch Alkohol.

In Grossbritannien wurde geschätzt, dass mehr als 5000 mit Sulfonylharnstoffen behandelte Diabetiker jedes Jahr eine schwere Hypoglykämie erleiden, so dass sie durch einen Notfalleinsatz gerettet werden müssen[104].

Nach jahrelanger Insulintherapie des Diabetes Typ 1 werden Hypoglykämien häufiger, da mit der Zeit die Bauchspeicheldrüse auch den Gegenspieler Glukagon nicht mehr gut produzieren kann. Auch beobachtet man bei Patienten, die den Glukosespiegel sehr tief halten, um die Folgekrankheiten zu verhüten, dass der Gegenspieler Adrenalin erhöht ist, so dass sie die Hypoglykämiesymptome zu wenig wahrnehmen, bis sie plötzlich bewusstlos werden.

Die Therapie der Hypoglykämie

Sobald man erste Symptome bemerkt, soll man sofort Apfelsaft trinken, eine Banane essen oder wenn es unterwegs geschieht einen Traubenzucker oder einige Rosinen, die man immer auf sich haben sollte.
Dann soll man sofort den Blutzucker messen und nach der möglichen Ursache suchen.
In schweren Fällen, wo der Patient nicht sich selber helfen kann, gibt man Traubenzucker in den Mund. Der Notfallarzt injiziert sofort Glukagon intramuskulär und legt eine Infusion an, für eine rasche Glukosezufuhr. In solchen Situationen ist eine Hospitalisation immer notwendig zur Überwachung und zur besseren Einstellung der Therapie.

Die Ordnungstherapie des Diabetes mellitus

Grundlagen zum Verständnis der Ursachen und der diätetischen Therapie des Diabetes mellitus.

Zweierlei Nahrungsenergie

Die Physiker unterscheiden zweierlei Energie, geordnete und chaotische Energie. Geordnete Energie speichert Information. Chaotische Energie kann nichts speichern. Wärmeenergie (Kalorien) ist chaotische Energie. Höchstgeordnete Energie ist das Sonnenlicht. Dessen komplexer Informationsgehalt gleicht einer grossen Symphonie. Hören wir eine Symphonie, so entsteht keine Wärme, aber sie vermittelt Informationen: ein hochgeordnetes Klanggebilde, das präzise Empfindungen und Gefühle auslöst. Über seine komplexen Schwingungen vermittelt und ordnet das Sonnenlicht die genetisch vorgegebene Information, die für das Wachstum, die Differenzierung und Regeneration alles Lebendigen auf der Erde notwendig ist.

Ein grünes Blatt enthält rund hunderttausend Chlorophylltrichter. An der Basis jedes Trichters befinden sich je zwei Chlorophyll A-Moleküle. Der Trichter reflektiert das einfallende Licht in die Basis, wo die zwei Chlorophyll A-Moleküle, mit den Schwingungen der Sonnenlichtstrahlung synchron, in maximale Resonanz treten. Die Physiker nennen dies Kohärenz. Dabei werden die Wellen des Sonnenlichtes zu stehenden Wellen. Stehende Lichtwellen nennt man Photonen. Ihre Energie und damit die Information und Resonanz aus dem Sonnenlicht durchströmt den ganzen Pflanzenkörper bis in die Wurzeln. Nur wenig davon wird als UV-Licht abgestrahlt, unsichtbar für unser Auge.

Alle lebendigen Zellen speichern in ihren Molekülen UV-Licht, ganz besonders in den ringförmigen (aromatischen) Molekülen. Die weitaus stärkste Lichtspeicherung erfolgt in der Doppelspirale der Erbsubstanz der Zellkerne aus Desoxyribonucleinsäure (DNA). Diese Doppelspirale kann sich nach rechts oder nach links aufwinden oder sie kann kleeblattartige Ausstülpungen bilden, wobei sie ganz spezifische UV-Lichtspektren abstrahlt. Diese aufgewundene Doppelspirale der DNA dient als Hohlraumresonator für die rhythmische Verstärkung des UV-Lichtes in den lebendigen Zellen. Die Verstärkung erfolgt rhythmisch, nach dem LASER-Prinzip. Damit ein LASER zu arbeiten beginnt, muss er eine gewisse Basismenge an Energie erhalten. Die Physiker nennen diese minimal notwendige Energie „LASER-Schwelle". Forscher der internationalen Akademie für Biophotonenforschung haben in ihren Experimenten die LASER-Schwelle an pflanzlichen Zellgeweben gemessen[43].

Menschliche und tierische Zellen sind, genau wie die Pflanzen, Lichtgebilde, solange sie lebendig sind. Dies ist der Unterschied zwischen Leben und Tod. Auch sie speichern das Licht in ihrer Erbsubstanz, der Desoxyribonukleinsäure (DNA) als UV-Licht[40]. Aber uns fehlt die Fähigkeit zur Photosynthese und die direkte Sonnenbestrahlung der Haut genügt bei weitem nicht, um unsere Lichtspeicherung über der LASER-Schwelle zu halten.

Die Pflanzenzelle speichert die Photonen des Sonnenlichtes in ungeheurer Menge. Man konnte zeigen, dass die so genannte ultraschwache Zellstrahlung[41] eigentlich bloss eine Leckstrahlung ist, ein minimes Durchsickern des UV-Lichtes durch die Zellmembran. Messungen haben ergeben, dass die LASER-Amplifikation des Lichtes in der DNA 10^4-mal stärker ist als diejenige der besten technischen LASER-Geräte. So gleicht das Innere der Zellen einem gewaltigen Lichtraum.

Unsere Photonenspeicherung muss täglich genährt werden durch eine ausreichend grosse Menge an lebendigen, photonenhaltigen Nahrungsmitteln, an vegetabiler Frischkost.

Die Übertragung der Information der lebendigen Nahrungsmittel aus der Photosynthese auf unseren Organismus erfolgt, genau wie bei der Photosynthese, durch Informationsübertragung, durch Kohärenz. Dies bedeutet, dass unsere eigene Lebensempfindung, Lebensenergie und Lebensinformation in den etwa 50 Billionen Zellen unseres Körpers dadurch immer wieder erneuert und geordnet werden, dass sie bei der Übertragung der Photonen mit den Schwingungsmustern und der komplexen Information des Sonnenlichtes in gemeinsame Resonanz treten.

Im Zellinnern bestehen ganz andere energetische Verhältnisse als in der unbelebten Natur. Die Biophysiker bezeichnen das Zellinnere als Dissipatives System. Dissipative Systeme sind geordnete Strukturen in Systemen, die fern vom thermodynamischen Gleichgewicht entstehen. Der russisch-belgische Forscher Ilya Prigogine hat für seine Arbeiten hierüber den Nobelpreis erhalten. Durch die intensive Photonenspeicherung ist die Energie im Zellinnern so weit vom thermodynamischen Gleichgewicht entfernt, dass der zweite Hauptsatz der Thermodynamik ungültig wird. Dadurch schlägt das Chaosprinzip, das ausserhalb alles Lebendigen gilt, um in ein ordnendes Prinzip. Prigogine nannte dieses Kohärenzprinzip[49].

Fehlen die lebendigen Nahrungsmittel in unserer Nahrung, so vermindert sich der Photonengehalt in unseren Zellen. Der Lichtgehalt nimmt ab, bis die LASER-Schwelle unterschritten wird. Aus dem Ordnungsprinzip (Kohärenzprinzip nach Prigogine) verfallen die Zellen teilweise ins Chaosprinzip der Thermodynamik zurück und degenerieren.

Wir verstehen Krankheit als Verlust an Ordnung, Verlust an geordneter Information. Das Lebensprogramm gerät in Unordnung und durch den Mangel an lebendiger Nahrung kann es nicht mehr geordnet werden. Aus einer Vielzahl von Experimenten, die u.a. an der Universität Novosibirsk durchgeführt worden sind[105,106,107], geht hervor, dass die komplexen Vorgänge der Biochemie in unseren Zellen durch Information gesteuert sind. Bei Mangel an lebendiger Nahrung wird diese durch die Gene der DNA vorgegebene Information nicht mehr laufend erneuert und geordnet. Dadurch geraten die komplexen biochemischen Vorgänge unserer Zellen in Unordnung. Hier liegt die energetische Bedeutung der lebendigen pflanzlichen Rohnahrung: sie erneuert und kräftigt die ordnende Resonanz im biologischen System.

Das Grundregulationssystem des zarten Bindegewebes

Im Körper sind alle Zellen der Organe in die Zwischenzellsubstanz des zarten Bindegewebes eingebettet. Dieses durchdringt alle Organe und Strukturen. Sie besteht aus einem dichten, molekularen Netzwerk (Matrix) aus Zucker-Eiweissmolekülen, die man Proteoglykane nennt und ist von einer reichhaltigen Flüssigkeit durchtränkt (Zwischenzellflüssigkeit). Das zarte Bindegewebe enthält spindelförmige Zellen, welche das Netzwerk der Zwischenzellsubstanz aufbauen und nach Notwendigkeit laufend anpassen. Die Blutkapillaren durchziehen diese Zwischenzellsubstanz mit ihrem Netzwerk, so auch die Nervenendigungen des vegetativen Nervensystems. Ausserhalb des Gehirns und Rückenmarks sind die Kapillaren mit Absicht undicht. So können die Nährstoffe und Hormone des Blutes aus den Kapillaren hinaus und in die Zwischenzellsubstanz austreten und durch das molekulare Netzwerk hindurch zu den Zellen gelangen. Dieses dient als Molekularsieb. Gleichzeitig ist es unser Leitungs- und Speichersystem für die biologische Information, die Information in unserem lebendigen Organismus. Es gibt keinen direkten Kontakt der Blutkapillaren mit den Zellen unseres Körpers. Sie durchdringen die Zwischenzellsubstanz und machen dort ihre Schlaufe zu den abführenden Venen. Die Zwischenzellsubstanz wird durch das komplexe System der Lymphgefässe drainiert und in den Lymphknoten gereinigt. Dann wird sie als gereinigte Lymphe durch die grossen Lymphgefässe in das Venenblut zurückgeführt. Die Nerven enden blind in der Zwischenzellsubstanz. Jede Information des Nervensystems an die Zellen und von den Zellen zum Nervensystem, wird durch das molekulare Netzwerk der Proteoglykane hindurchgeleitet. Darum breitet sich jede Information immer im ganzen Körper aus: Das System reagiert immer als Ganzes, was z.B. die Akupunktur sich zu Nutze macht. Dieses komplexe System ist unser „Grundregulationssystem“[108]. Alle Zellen unseres Körpers werden durch die Zwischenzellsubstanz und das Netzwerk aus Proteoglykanmolekülen hindurch mit biologischer Information, mit Hormonen, Nährstoffen und Sauerstoff versorgt.

Die Bedeutung der Nahrungsökonomie[109]

Nahrungsökonomie bedeutet, dass die Ernährung in ihrer Zusammensetzung dem Bedarf unserer Biologie genau entsprechen muss, so dass nichts zu viel und nichts zu wenig zugeführt wird. Der Körper braucht sehr wenig Nahrung, aber deren Zusammensetzung muss möglichst genau auf den biologisch vorgegebenen Bedarf abgestimmt sein. Ein Übermass an sinnlos zugeführten Nahrungsstoffen kann unser biologisches System nicht bewältigen. Es erzeugt die ganzen „Zivilisationskrankheiten“, die unsere Spitäler und Arztpraxen füllen.

Die Nahrungsökonomie und die Nahrungsenergie sind für die Gesunderhaltung der komplexen Zwischenzellsubstanz und unseres Grundregulationssystems entscheidend, sowohl im Körper als auch im zentralen Nervensystem, jenseits der Blut-Hirn-Schranke.
Sinnlos und im Übermass zugeführte Nährstoffe und Giftstoffe aus einem kranken, überlasteten, übersäuerten Stoffwechsel und einem kranken Milieu im Magen und Darm können nicht bewältigt, nicht ausgeschieden werden. Darum bleiben sie als degenerative Stoffwechselschlacken im komplexen System der Zwischenzellsubstanz liegen. Dort behindern sie nach und nach den lebenswichtigen Austausch an Stoffen, Gasen und die Speicherung und den Fluss der biologischen Information. Die Zwischenzellsubstanz, auch Matrix genannt, ist der Ort, wo die ganze Morbidität des „zivilisierten Menschen“, seine Zivilisationskrankheiten entstehen.

Zum System der Grundregulationen gehört auch das Milieu im Innern des Darms mit dem immensen Ökosystem der Darmflora. Wir haben gesehen, dass Autoimmunprozesse durch ein krankes Milieu im Darm und eine entartete Darmflora begünstigt werden, weil die Immunzellen unter solchen Bedingungen die notwendige Immunkompetenz nur mangelhaft erwerben können, um Fremd und Eigen, Nützliches von Schädlichem zu unterscheiden. Ein krankes Milieu im Darm ist ein riesiges Störfeld, das im ganzen Organismus die Grundregulation stark beeinträchtigt. Die durch anaerobe Bakterien gebildeten Fäulnistoxine, gemeinsam mit den sinnlos zugeführten Nährstoffen, gelangen über das Pfortadersystem in die Leber und überfordern diese massiv. Sie verschlacken auch deren Zwischenzellsubstanz, so lange, bis die innersten Leberzellen der Leberläppchen zugrunde gehen und durch Fettzellen ersetzt werden. So entsteht die Fettleber. Alles, was sie nicht entgiften und wasserlöslich machen kann, geht über die Gallengänge zurück in den Darm. Von dort bekommt sie es immer wieder zugewiesen, um wiederum zu versuchen, es zu entgiften. So zirkulieren die Fäulnistoxine und überschüssigen Nahrungsstoffe zwischen Darm und Leber (Enterohepatischer Kreislauf) und überlasten ihn. Dabei entstehen Hämorrhoiden durch Überlastung der Venen des Enddarmes, da sie mit dem Pfortadersystem verbunden sind.

Hinzu fallen bei der allgemein verbreiteten Fehlernährung mit ihrem Übermass an Eiweiss, Fett und Zuckerstoffen im Stoffwechsel Riesenmengen an organischen Säuren an, stark oxydierende Ketonsäuren und andere so genannte R.O.S. (reactive oxydative species).
Diese überfordern unsere antioxydativen Systeme massiv. Vergleichen Sie hierzu das Kapitel über den oxydativen Stress und seine Folgen. Oxydation bedeutet Degeneration. Durch Oxydation veränderte Eiweisse werden unlöslich und lagern sich als Amyloide, im ganzen Körper in der Zwischenzellsubstanz ein. Sie oxydieren das Cholesterin, das auf seinem Transport zu den Zellmembranen im Blut innerhalb des LDL-Moleküls durch ungesättigte Fettsäuren geschützt ist. Durch Oxydation wird es unlöslich und lagert sich in den Arterien und im Herzen an Stellen rascher Blutströmung ein (Fatty streaks). Dies geschieht am Beginn der Arteriosklerose heute bereits in jungen Jahren. Die R.O.S. oxydieren Eiweisse, so dass diese unlöslich werden und sich als Amyloide in die Netzstruktur der Zwischenzellsubstanz einlagern. Durch Einlagerung solcher β-Amyloide und TAU-Proteine in die Zwischenzellsubstanz des Gehirns entsteht die Alzheimerkrankheit, in den Arterien die Arteriosklerose, der Herzinfarkt, der Hirnschlag, in den Venen die Krampfadern, in der Synoviaschicht der Gelenke die Arthritis, in den Knäuelchen der Nierenkapillaren (Glomerula) die Nephrose, bis hin zum diabetischen Nierenversagen, in der feinen, bindegewebigen Struktur der Knochen und Knorpel die Osteoporose und die Arthrose, in der Schilddrüse die Hashimoto oder die Basedowsche Entzündung, in den Augen das Glaukom, der graue und grüne Star, bis hin zur Degeneration der Netzhaut (Makuladegeneration). Bricht die Regulationsfähigkeit des biologischen Systems zusammen, so entsteht Krebs, da das Immunsystem die täglich entstehenden Krebszellen nicht mehr erkennen und eliminieren kann.

Jede degenerative Entartung von Molekülen erkennt das Immunsystem als fremd, so dass Autoimmunreaktionen hinzukommen, als missglückter Versuch des Immunsystems, die fremdartig erscheinenden Substanzen zu zerstören, so dass die degenerativen Phänomene zusätzlich durch Autoimmunentzündungen beschleunigt werden, wie wir dies beim Diabetes des Typs I gesehen haben.

Das Integralgesetz der Nahrung[110]

Die von der Natur vorgegebenen pflanzlichen Nahrungsmittel entsprechen in der Zusammensetzung ihrer Inhaltsstoffe am genauesten dem biologisch vorgegebenen Bedarf. Dabei muss beachtet werden, dass die verschiedenen Teile der Pflanzen, die Blüten, Früchte, Kerne, Nüsse, Blätter, Stiele und Wurzeln unterschiedliche Inhaltsstoffe haben. Toxische Anteile müssen gemieden werden. Berücksichtigt man dies, so wird man der Forderung nach Nahrungsökonomie am ehesten gerecht, wenn man die Pflanze als Integral betrachtet und in seiner Ernährung alle Anteile berücksichtigt.

Die Lebendigkeit der Nahrung

Wie wir gesehen haben, ist ein hohes Energiepotential, ein hoher Anteil an lebendiger Nahrung aus Pflanzen, welche zur Photosynthese fähig sind, von grösster Bedeutung zur Bekämpfung aller degenerativen Krankheiten, wegen ihrer regenerativen Wirkung durch den hohen Gehalt an gespeicherten Photonen, der komplexen, das biologische System ordnenden Information aus dem Sonnenlicht. Gerade beim Diabetes mellitus ist ein hoher Anteil an lebendiger, vegetabiler Frischkost (Rohkost) von mindestens 70 % und am Anfang jeder Mahlzeit, für die Heilung entscheidend. Dabei muss das Vitamin B12 ergänzt werden, das in Pflanzen nicht vorkommt. So lange die Insulinresistenz besteht, ist eine reine Rohkostdiät aus lebendigen Vegetabilien, Pflanzenmilch und Nüssen über mehrere Monate am wirksamsten. Sie enthält auch die Pflanzenstoffe mit pharmakologischer Wirkung, die so genannten sekundären Pflanzenstoffe (Phytochemicals) in reinster Form.

Sekundäre Pflanzenstoffe (Phytochemicals) mit antidiabetischer Wirkung

Wie bereits beschrieben, muss man sich beim Diabetes mellitus Nahrungsmittel mit tiefem glykämischem Index (GI) auswählen. Dies sind Nahrungsmittel mit hohem „Ballaststoffgehalt", deren Zucker langsamer im Blut erscheinen, so dass der Blutzuckerspiegel möglichst gering ansteigt. Der GI vergleicht den Blutzuckeranstieg eines Nahrungsmittels mit demjenigen, den eine gleiche Kohlenhydratmenge reiner Glukose erzeugt.

Zum Beispiel haben Frischkorn, Erdnüsse, Linsen und Fruchtzucker, der ohne Insulin in die Zellen eindringt, einen GI von 40 %. Roggenkörner, Joghurt und Milch, Erbsen, getrocknete Bohnen, Äpfel, Spaghetti, Orangensaft, Orangen einen GI von 60 %. Vollkornbrot, Naturreis, Haferflocken, Graubrot, Haushaltszucker einen GI von 80 %, Knäckebrot, Kartoffeln und -püree, Weissbrot, Mais und Cornflakes einen GI von 95 % bei einem GI von Glukose oder Malzzucker von 100 %.

Neben den „Ballaststoffen" beeinflussen noch andere Komponenten der Lebensmittel die Umwandlung der Pflanzenstärke in Glukose. Dazu gehören die Polyphenole der Randschichten der Früchte und Gemüse, die teils hitzelabilen Lektine der Hülsenfrüchte, die Phytinsäure aus Randschichten der Vollgetreide, Hülsenfrüchte und Ölsaaten und die Proteaseinhibitoren der frischen Sojabohnen, Mungbohnen, Gartenerbse, Erdnuss, Kartoffel, Vollreis, Mais, Hafer und des Vollweizens. Der glykämische Index, das heisst die Glukosebelastung des Stoffwechsels, kann dadurch stark beeinflusst werden, dass die Nahrungsmittel durch die Küchenverarbeitung möglichst wenig aufgeschlossen werden, sondern möglichst in naturbelassenem Zustand genossen werden, also nicht püriert oder gemixt werden. Getreide und Hülsenfrüchte enthalten Amylase-Inhibitoren. Dies sind Substanzen, welche die Aktivität des Enzyms Amylase hemmen, so dass die Stärke langsamer in Zucker abgebaut wird. Man findet sie in den Samen der Getreide und Hülsenfrüchte. Amylase-Inhibitoren sind empfindlich auf Hitze, mit Ausnahme des Weizens, wo man sie im gebackenen Vollkornbrot noch finden kann. Hülsenfrüchte enthalten auch Tannine, welche die Stärkeverdauung verlangsamen und nach dem Kochen noch zu 50 % wirksam sind. Inzwischen ist wissenschaftlich anerkannt, dass eine vegetabile Ernährung, besonders mit Vollgetreide und Hülsenfrüchten den Verlauf des Blutzuckerspiegels dämpft. In der Diät müssen zudem alle sekundären Pflanzenstoffe (Phytochemicals) berücksichtigt werden, welche dazu beitragen, die Folgekrankheiten des Diabetes mellitus zu verhindern, Pflanzenstoffe mit starker antioxydativer Wirkung, mit blutdruck- und cholesterinsenkender Wirkung, und immunmodulierende Inhaltsstoffe. Wir verweisen hier auf das Bircher-Benner-Handbuch Nr. 4 für Frischsäfte, Rohkost und Früchtespeisen. Dieses Buch ist eine grosse Hilfe für die Rohkosttherapie des Diabetes mellitus.

Die Diät und auch die medikamentöse Therapie können ihre Wirkung erst so richtig entfalten, wenn durch den so genannten „nutritiven Reiz" die Körperzellen vorgängig aufnahmefähig gemacht wurden. Zusätzlich zur Diät wird dieser ausgelöst durch den Einfluss von Licht, Luft, Wasser, körperliche Tätigkeit. Auch die seelische Haltung hat einen grossen Einfluss auf den Heilungsvorgang. Durch eine angepasste Dosierung dieses „Reizes" kann man selbst einen grossen Beitrag zu seiner Heilung leisten. Dabei muss man sich bewusst sein, dass auch hier die Regel gilt: schwache Reize fachen die Vitalität an, mittelstarke fördern sie und starke Reize hemmen die Vitalität.

Der Mineralstoffwechsel beim Diabetes mellitus

Die Stoffwechselstörung des Diabetes erfasst auch die Mineralstoffe und Spurenelemente. Dies wurde lange Zeit unterschätzt. Störungen im Elektrolythaushalt, des Calciums, Phosphats und Kaliums entstehen, wenn der Blutzucker stark erhöht ist. Bei der Katoazidose (Übersäuerung mit Ketonkörpern), für welche Typ-1-Diabetiker gefährdet sind, geht Kalium verloren, auch beim Typ-2-Diabetes, wenn er sehr schlecht behandelt ist. So lange der Diabetes des Typs 2 nicht geheilt bzw. gut eingestellt ist, sind Diabeteskranke besonders durch einen Zink- und Magnesiummangel bedroht. Diese Mineralstoffe dürfen aber nur bei nachgewiesenem Mangel supplementiert werden. Es gibt wissenschaftliche Hinweise, dass sich ein Magnesiummangel in der Ernährung auf die Blutzuckerkontrolle negativ auswirkt. Grüne Blätter enthalten Magnesium im Chlorophyllmolekül in biologisch optimaler Verfügbarkeit, so dass unsere Diät für diese Korrektur ideal beschaffen ist. Dagegen gibt es keine wissenschaftlichen Nachweise, dass eine medikamentöse Magnesiumsupplementation wirksam ist. Beim Typ-2-Diabetes ist das Osteoporoserisiko deutlich erhöht[111]. Die Blutspiegel verschiedener Mikronährstoffe sind beim Diabetes oft langfristig verändert, ohne dass man daraus schliessen darf, dass es sich um eine Über- oder Mangelversorgung handelt, denn hier widerspiegelt sich die tiefgreifende Regulationsstörung bei dieser Krankheit. Beim Diabetes mellitus findet man Autoantikörper gegen den Zinktransporter ZnT8. Diese sind bei 98 % der Patienten des Typs 2 schon zu Beginn nachweisbar, so dass sie heute zur Frühdiagnose verwendet werden können[112]. Auch beim Diabetes des Typs 2 findet man in der Regel einen Zinkmangel, wenn auch nur bei etwa 10 % diese Antikörper, verbunden mit erhöhtem Kupfer und Eisenspiegel (Ferritin)[113]. Der Zinkmangel wird von Jahr zu Jahr stärker[114, 115]. Gewisse Rheumamittel, Antibiotika und Tuberkulosemittel unter anderen Medikamenten, sowie Alkohol verstärken den Zinkmangel. Zinkreiche Nahrungsmittel sind: Vollgetreide (2,4 mg/100 g), Vollkornhaferflocken (14 mg/100 g), Nüsse (2,4 mg/100 g) und Hülsenfrüchte (2–9 mg/100 g), während Weissmehl und Farbrikzucker des Zinks und anderer Spurenelemente beraubt sind. Auch hieran ist die grosse Bedeutung der Vollwertkost zu erkennen. Es ist nachgewiesen, dass die Korrektur des Zinkspiegels zu einer besseren Blutzuckerkontrolle beiträgt. Oft besteht ein Mangel am Spurenelement Chrom[116]. Klinische Studien, welche die Auswirkung einer Chromsupplementation auf die Blutzuckerkontrolle bewertet haben, ergaben aber widersprüchliche Resultate. Auch wenn eine Vielzahl experimenteller Daten dem Chrom eine wichtige Rolle im Insulin- und Zuckerstoffwechsel zuweisen, so liegen keine einheitlichen klinischen Belege vor, dass eine Einnahme von Chrompräparaten beim Diabetes wirksam ist, so dass diese vorläufig nicht empfohlen werden kann. Noch ist man sich nicht sicher, ob Vanadium ein essentielles (notwendiges) Spurenelement ist. Die Gabe von Vanadylsulfat zeigte in Studien zwar eine positive Wirkung auf die Blutzuckerkontrolle beim Typ-2 Diabetes, doch fehlen heute Daten über die Verträglichkeit bei längerer Anwendung, so dass dies vorläufig nicht empfohlen werden kann. Eine Einnahme von Eisen, Kupfer und Selen, ohne vorherige Kontrolle und sorgsame Überwachung der Blutspiegel kann sich beim Diabetes mellitus negativ auswirken und sollte unterlassen werden.

Heilpflanzen für die Diabetestherapie

Seit langem waren in der Volksmedizin Heilpflanzen gegen den Diabetes mellitus bekannt. Deren Wahl beruht auf jahrhundertealten Empfehlungen. Die Inhaltsstoffe und deren Wirkungsweise sind meist noch nicht genügend erforscht. Allein können sie den Diabetes nicht heilen, aber sie können unterstützend zur Diät eingesetzt werden.
Verschiedene Pflanzen enthalten so genannte Glykokine mit schwacher Insulinwirkung. Sie finden sich in Bohnenschalenextrakt, erhältlich z.B. als Phaseolan fluidum Tosse. Die Geissraute (Galea offizinalis) enthält das Glykokin Galegin, eine Guanidinverbindung mit leichter Insulinwirkung. Sie wird als Geissfusstee angewendet. Bei Untergewicht hilft er, das Körpergewicht zu halten. In schweren Fällen zeigt er eine gewisse Wirkung gegen die Azidose. Auch soll er den Einbau von Glykogen in die Leber fördern. Er hat einen etwas eigenartigen Geschmack. Silubinkapseln® enthalten entsprechende Guaninverbindungen (Biguanide). Deren Wirkung gilt als nachgewiesen. Die Biguanide bewirken eine raschere Aufnahme der Glukose in die Zellen nach der Mahlzeit. Somit wird Insulin eingespart und weniger Glukose in Fett umgewandelt. Dadurch wird weniger Fettgewebe gebildet, so dass die Biguanide ergänzend zur Diät gegen die Adipositas eingesetzt werden können. Zwei weitere Heilpflanzen stammen aus Indien, die wertvolle Glykokine enthalten: der bekannte indische Nierentee „Koemis Koetjing“ aus Folia Orthosiphonis staminei. Neben ätherischen Ölen enthält er fettlösliche Flavone und 3 % Kaliumsalze. Neben der insulineinsparenden Wirkung gilt er als harntreibend, entzündungshemmend und krampflösend, so dass er ganz besonders bei der diabetischen Nephropathie eingesetzt werden kann. Auch die Früchte des Baumes Syzygium jambolana werden in Indien in Form von Tee als

Glykokine gegen den Diabetes eingesetzt. Die Bittermelone (Momordica charantia), auch als Bittergurke oder Balsambirne bezeichnet, enthält mehrere antidiabetisch wirksame Inhaltstoffe, wie Charantin und p-Insulin mit insulinartiger Wirkung. Der Tee sollte so zubereitet werden, dass er gut schmeckt und nicht bitter ist und man darf höchstens einen Liter pro Tag davon trinken, denn bei einer Überdosierung können Magendarmbeschwerden entstehen. Für schwangere Frauen kann er nicht empfohlen werden. Auch das goldgelbe Fingerkraut (Potentilla aurea), die Samen und Blätter der Geissraute (Galega officinalis), der dornige Becherstrauch (Poterium spinosum) und Copalchi (Coutarea latifolia) werden gegen Diabetes empfohlen.
Andere Substanzen mit glykokinartiger Wirkung findet man im Auszug roher Artischocken, in Heidelbeerblättertee, in der Chicoréewurzel, in der Zwiebel, in der Brennnessel, im Hafer, in den Orangen und Zitronen, im Sellerie, Kohl und Lattich, im Topinambur und der Sonnenblume u.a., was in der Diät berücksichtigt werden soll.

Die Bedeutung der Bewegung

Bewegung senkt den Insulinbedarf. Dies muss bei der Insulintherapie berücksichtigt werden. Tägliches Wandern reduziert den Blutzuckerspiegel deutlich und dauerhaft, so dass der HbA_{1c}-Spiegel sinkt. Dies ist ganz besonders wichtig für die Verhütung der Folgekrankheiten[117, 118, 119, 120]. Verschiedene Arten der Bewegung sind sinnvoll. Dabei ist massvolle Anstrengung wirksamer als Kraft- und Leistungssport. Ein tägliches Wandern während mindestens einer Stunde gehört immer in den Therapieplan. Ideal ist gemässigtes Gehen, leicht aufwärts und leicht kühl gekleidet. Für die Ferien und Kuraufenthalte ist es wichtig, die Stärke des Reizes des Klimas zu beachten.
Das Mittelgebirge, zwischen 600 und 800 m.ü.M. und die Ostsee sind Regionen mit mittelstarkem Reiz. Sie sind besonders geeignet für Menschen, die an Herzbeschwerden leiden. Das Hochgebirge, über 1000 m.ü.M. und die Nordsee sind starke Reizklimata. Sie sind für Herzkranke ungeeignet, aber ideal bei Allergien, Asthma und anderen Lungenbeschwerden, für geschwächte Menschen und wenn noch keine Beschwerden bestehen.

Allgemeine Richtlinien zur Ordnungstherapie der Zuckerkrankheit

Die Grundpfeiler der Therapie sind:
- Die in diesem Buch beschriebene Diät
- Das Körpertraining
- Die Lebensordnung
- Die körperliche und seelische Hygiene
- Medikamente, wenn diese nicht zu umgehen sind

Zur Diät

Seit der Entdeckung des Insulins im Jahr 1921 glaubte man, sich dank dieser Zauberformel aller Ernährungseinschränkungen enthalten zu können. Die Diätetik wurde zum Stiefkind der Diabetesbehandlung Das Medizinstudium vermittelt bis heute nur rudimentäre Kenntnisse zur Diätetik. Seit rund 50 Jahren ist man sich trotzdem bewusst, dass die Diät die Basis aller weiteren Behandlungen des Diabetes sein muss. Nach dem Aufkommen des Insulins versuchte man den Diabetiker nach dem Grundsatz: „wenig essen, Zucker meiden und Fett durch Eiweiss ersetzen“ zu behandeln und ihn dadurch so lange wie möglich am Leben zu erhalten. Im Jahr 1900 war man sich bewusst geworden, dass der Diabetiker besonders die verloren gehenden Kohlenhydrate nötig hat und führte die Hafertage ein, welche bereits verloren geglaubte Zuckerkranke für einige Zeit aufleben liessen. Das war der erste Schritt dazu, dass man erkannte, dass Kohlenhydrate in naturbelassener Form anders wirken als denaturierte Zucker und Mehle und dass letztere Schaden anrichteten. Dann erkannte man allmählich auch, dass das damals empfohlene Übermass an Eiweiss, an Fleisch und Eiern, die Spätschäden förderte und eine Harnsäureflut erzeugte (Gicht), welche den Inselzellapparat zusätzlich schädigte. Man erkannte, dass die Aminosäuren aus dem im Übermass zugeführten Eiweiss desaminiert werden und auf kompliziertem, den Stoffwechsel enorm belastenden Wege in Glukose umgewandelt werden muss und dass diese Überlastung des Stoffwechsels die Krankheit verschlimmert. 1 g Glukose entsteht aus 3 g Eiweiss bzw. aus 4,86 g Fett. Zudem verbraucht diese unökonomische Umwandlung erhebliche Mengen von Vitamin B1 und B6, woran es bei Diabetikern meist sehr mangelt. Die Umwandlung von Fett und Eiweiss in Kohlenhydrate ist enorm aufwändig und raubt dem Organismus sehr viel Energie. Dabei gleicht der Stoffwechsel einem schwelenden Mottfeuer, statt einer hellen, klaren Flamme. So fehlt ihm nicht nur das Insulin, sondern auch gleichsam die „Kohle“ der Kohlenhydrate.

Führte man dem Zuckerkranken, an Insulin verarmten Körper wenig Kohlenhydrate zu und ersetzte sie durch Eiweiss und Fett, wie dies früher geschah, entstand überdies ein Kalium-, Vitamin- und Mineralstoffmangel und eine massive Übersäuerung durch Stoffwechselschlacken. So erkannte man schliesslich, dass die Überernährung mit Fett ohne genügende hochwertige, sich langsam aufschliessende Kohlenhydrate die Vergiftung mit Ketonkörpern mit sich bringt, bis hin zum diabetischen Koma.

Ein Zuckerkranker, der Schlaf-. Schmerz- und Aufputschmittel zu sich nimmt, der den übermässigen Durst durch salzige Nahrung noch verstärkt und ihn mit alkoholischen Getränken zu löschen versucht, schädigt seine ohnehin an der Grenze der Leistungsfähigkeit stehende Leber, die Nieren, die Bauchspeicheldrüse, die Gefässe und das Herz und gerät in das Drama der Folgekrankheiten durch verfrühte Degeneration. Bei Diabetes mellitus sind die Grenzen der Gefahr durch degenerative „Zivilisationskrankheiten“ am Herzens, im Gehirn, in der Leber, in den Nieren und in den Gelenken u.a. viel enger gesetzt. Darum verlangt der Diabetes mehr als jede andere Stoffwechselkrankheit die Rückkehr zu einer einfachen, energetisch hochwertigen, im biologischen Sinne ökonomischen, naturbelassenen und in der Menge knappen Ernährung, damit der Stoffwechsel sparsam, giftfrei und harmonisch ablaufen kann und die Einlagerung von Stoffwechselschlacken im zarten Bindegewebe unterbleibt. Diese Bedingungen erfüllt die vegetabile Frischkost der in diesem Buch beschriebenen Diät in idealer Weise.

In den Früchten und Gemüsen sind, wie bereits beschrieben, Stoffe vorhanden, die im Stande sind, das Insulin aus den insulinbildenden Betazellen des Pankreas anzuregen, so dass sie der Ketonsäurenflut und der Stoffwechselentgleisung entgegenwirken (antiketogene Wirkung). *Fruktose* kann zum Süssen in kleinen Mengen verwendet werden. Im Gegensatz zur Glukose dringt sie ohne Insulin in die Zellen hinein. Grössere Mengen sind aber unbedingt zu vermeiden, da ein hoher Fruktosespiegel im Blut die Gefässinnenschicht durch das Phänomen der oben beschriebenen Glykation noch stärker beschädigt, als die Glukose. In den Früchten und teilweise auch im Honig ist die Süssigkeit in Form von *Fruktose* (auch *Laevulose* genannt) vorhanden. *Sorbit* wurde ursprünglich in der Eberesche, dem Vogelbeerbaum, gefunden. Dieser natürliche Zucker dringt, wie die Fruktose, ohne Insulin in die Zellen hinein. Künstlich hergestellt, wird er heute vielen Diabetikerlebensmitteln zugesetzt. Sorbit besitzt rund ein Drittel der Süsskraft von Kochzucker. Natürlich findet er sich in vielen Früchten, besonders im Kernobst, so besonders in Birnen, Pflaumen, Äpfeln, Aprikosen und Pfirsichen. Dagegen enthalten Beeren, Citrusfrüchte, Ananas und Trauben sehr wenig, bis gar kein Sorbit[121]. Aber auch das Sorbit verursacht in höherer Dosierung die nicht enzymatische Glykierung und Schädigung der Innenschicht der Blutgefässe[122, 123], so dass auch dieses sehr sparsam eingesetzt werden muss, so eben wie es auch in den Früchten sparsam enthalten ist. Diese Zuckerarten bewähren sich besonders gegen ein drohendes Säurekoma, das bei jugendlichen und mageren Typ-1-Diabetikern leicht eintritt. Eine diabetisch geschädigte Leber nimmt diese Zuckerarten ohne Insulin am leichtesten auf und bildet aus ihnen ihren Schutzstoff *Glykogen*. Dadurch vermindert sich auch die Gefahr des Cholesterinanstiegs.

Derzeit richtet aber die medizinische Schule ihr Auge vor allem auf die Verbesserung der medikamentösen Therapie und versucht die Diät möglichst weitgehend an die allgemein übliche Fehlernährung anzunähern, um die Patienten in ihrer Ernährungsweise möglichst wenig einzuschränken. Die Verhütung und die Therapie der Ursachen wird vernachlässigt. Die Folge ist eine weltweite, stete Zunahme der Erkrankungen an Diabetes und seiner Folgekrankheiten. Damit ist der Menschheit wenig gedient. An die neue, gesunde Art sich zu ernähren hat man sich in wenigen Wochen gewöhnt und bleibt gerne dabei, denn man wird durch ein neues, zuvor unbekanntes Wohlbefinden und eine ganz neue Leistungsfähigkeit belohnt und durch einen Rückgang alt bekannter Müdigkeit, Kopf- und anderer Schmerzen, besseren Schlaf und Stimmung und eine neue Resistenz gegen Erkältungen und andere Infekte.

Aus der Grundlagenforschung und aus klinischen und epidemiologischen Arbeiten ist heute die Basis gelegt für ein Umdenken, für ein frühzeitiges Angehen der Ursachen, schon im Kindesalter und für eine ganz andere, neue Ernährung, so wie sie in unseren Handbüchern beschrieben ist. Die Ernährung soll für gesunde Menschen aus *drei Mahlzeiten* bestehen. Für den Diabetiker sind aber kleinere Hauptmahlzeiten und kleine Zwischenmahlzeiten notwendig, um den Blutzuckerspiegel und Insulinbedarf auszugleichen. Unsere Hormonspiegel richten sich nach dem Sonnenstand, dem Tageszyklus mit Maximum am Mittag. Darum ist es biologisch vorgegeben, dass die eigentliche *Hauptmahlzeit am Mittag* sei, mit morgens und abends einer leichten, frugalen Nebenmahlzeit und für den Diabetiker zwei bis drei weiteren kleinen Zwischenmahlzeiten. Jede Mahlzeit muss *mit Früchten beginnen* wegen ihres hohen Gehaltes an krebsschützenden Flavonoiden, denn diese wirken nur während rund 4 Stunden. Obst ist reich an Enzymen, so dass es ganz leicht verdaulich ist. Es bleibt, besonders wenn man dazu etwas trinkt, nicht im Magen liegen. Zum Obst können Nüsse und Mandeln genossen werden. Das Obst gelangt direkt in den Zwölffingerdarm und unterhält im ganzen Darm die gesunde Darmflora. Am Mittag soll *Salat und Rohgemüse* nachfolgen, fein und geschmackvoll zubereitet und angerichtet. Da nun die Speisen längere Zeit im Magen bleiben, soll man nun *nicht mehr trinken,* um die Säure und Verdauungsenzyme im Magen nicht zu verdünnen. Zum Anrichten sollen für die Salatsaucen ausschliesslich kalt gepresste *Pflanzenöle* verwendet werden, wie Sesam-, Sonnenblumen-. Raps-. Distel- oder Olivenöl. Dabei soll immer 1/3 Leinöl zugegeben werden, um den Gehalt an Omega-3-Fettsäuren sicherzustellen. Olivenöl enthält überwiegend einfach ungesättigte Fettsäuren, so dass es im Gegensatz zu allen mehrfach ungesättigten Pflanzenölen erwärmt (bis zu 170°) und an warme Speisen gegeben werden darf. *Gekochte Speisen* sind nicht nötig, jedoch besonders im Winter zur Hauptmahlzeit angenehm. Um gesund zu bleiben, sollten sie der Rohkost nachfolgen und höchstens 30 % der Mahlzeit ausmachen. Am geeignetsten sind ein bis zwei Gemüse und dazu etwas Vollreis, Kartoffel, Mais, Hirse, Quinoa oder Gerste in Vollkornqualität im Dampfkochtopf oder Steamer zubereitet. *Salz* muss sparsam eingesetzt werden, besonders, wenn ein Bluthochdruck schon besteht. Wegen der Verschmutzung der Meere muss dem Steinsalz gegenüber dem Meersalz Vorrang gegeben werden. Man kann mit wenig Salz sehr geschmackvoll kochen und stattdessen mit Zwiebeln, Knoblauch und Kräutern aller Art einen reichen, duftenden Geschmack erreichen. Dies kann man leicht erlernen. Vergleichen Sie hierzu unser Bircher-Benner Handbuch Nr. 9: Essensfreude ohne Kochsalz, mit bewährten Rezepten aus der berühmten Bircher-Benner Klinik. Als *Frühstück* eignet sich das Birchermüesli nach dem in diesem Buch vorhandenen Originalrezept mit Mandelpüree besonders und dazu eine frisch zubereitete Mandel- oder Sesammilch. Wegen des Gehalts des Obstes an Fruktose und Sorbit benötigt diese Früchtespeise wenig Insulin und sättigt voll bis zum Mittagessen. *Alle Reizmittel,* wie koffeinhaltige Getränke müssen gemieden werden.

Am Beginn jeder Diabetestherapie ist eine mehrwöchige Heildiät aus reiner vegetabiler Frischkost (Rohkost) angezeigt. Später kann 1/3 warme, gekochte oder gebackene Kost nachfolgen, wenn keine Gewichtsreduktion mehr notwendig ist. Die mit * bezeichneten Rezepte dürfen aber erst nach starker Besserung der diabetischen Stoffwechsellage, Normalisierung des Körpergewichts bzw. nach der Heilung des Typ-II-Diabetes und wenn kein Bluthochdruck oder andere Zeichen einer Folgekrankheit vorhanden sind, zubereitet werden.

Die Nahrungsmenge

In der Diätberechnung muss sie sich nach dem Schweregrad der Krankheit richten.

- Regel: Knappes Essen (75 % der Diabetiker leiden an Adipositas)
- Regel: Verteilung harmonisch zusammengestellter, kleiner Mahlzeiten über den Tag verteilt.

In Verbindung mit einer neuen, allgemein gesunden Lebensweise mit viel Vormitternachtsschlaf, täglichem Wandern und Bewegen, einer guten, geordneten Einteilung des Tages und dem Meiden aller Reizstoffe, erfüllt die frischkostreiche Vollwertkost diese beiden Forderungen am besten.
Als Diabetiker lernt man bei unserer Diät verhältnismässig leicht das Übermass und die falsche Verteilung der Mahlzeiten zu vermeiden und ein natürliches Mass zu finden. Eine besondere Situation besteht aber bei den kindlichen, jugendlichen und labilen, mageren Diabetikern. Bei diesen muss die Nahrungsmenge eher hochgehalten werden, bei sorgfältigem Schutz vor nervösen und klimatischen Reizen und starken Anstrengungen. Bei ihnen muss die Therapie stets aufs Neue ärztlich verordnet, kontrolliert und angepasst werden, bis der Patient allmählich in eine bessere Gleichgewichtslage kommt.

Der Diabetes, das heisst die Funktionsfähigkeit des Pankreas, ist untrennbar verbunden mit der Leistungsfähigkeit anderer hormoneller Drüsen, besonders mit der Schilddrüse und den Nebennieren. Die Diät muss auf alle beteiligten Organe Rücksicht nehmen. Ein psychischer Stress oder ein körperliches Trauma oder eine Infektion kann zu einer Reizung der Schilddrüse und Überforderung der Nebennieren führen und einen Diabetes mellitus auslösen. Die vegetabile Rohkostdiät ist auch für die Heilung dieser anderen hormonellen Drüsen äusserst wirksam. Dabei achtet man auf einen hohen Gehalt an sekundären Pflanzenstoffen und Vitaminen, besonders die Vitamine A, B-Komplex, C, D, E, und Vitamin B12 und die Spurenelemente Chrom und Zink müssen in den oberen Normbereich gebracht werden. Lezithin, Inosit und Cholin, oft als Halbvitamine bezeichnet, wie auch die Omega-3-Fettsäuren sind wichtige Stabilisatoren der Membranen der Zellen und deren „Kraftwerke“, der Mitochondrien. Sie sind zudem für die korrekte Verteilung der Fettstoffe (Lipide) im Körper von grosser Bedeutung und sollen in der Nahrung reichlich vorhanden sein. Das Phospholipid Lezithin ist nicht nur im Eigelb, sondern auch in allen Pflanzen, besonders reichlich in Zellen pflanzlicher Samen und Sojabohnen, vorhanden. Lezithin schützt die Darmwand vor Bakterien und Toxinen. Es enthält mehrfach ungesättigte Fettsäuren und ist am Schutz des Cholesterins beteiligt, das im LDL-Molekül „verpackt“ von seinen Syntheseorten in der Leber und Darmschleimhaut zu den Membranen der Zellen des ganzen Körpers und in das Myelin der Nervenscheiden des peripheren und zentralen Nervensystems gelangt. Seine mehrfach ungesättigten Fettsäuren sind besonders anfällig auf oxydativen Stress, gegen welchen die vegetabile Frischkost (Rohkost) in hohem Masse wirksam ist.

Die durch den Diabetes geschwächten Nebennieren benötigen reichlich Vitamin C, um ihre Funktion aufrechtzuerhalten.

Die Grundsätze der Bircher-Benner-Diät und Ordnungstherapie für den Diabetiker

Die Gesamtnahrung ist auf den minimalen Bedarf zu vermindern bei vollwertiger Qualität und schonender Zubereitung. In Kalorien gerechnet, sollte die Diät allerhöchstens 2200 Kcal betragen, soll aber so niedrig gehalten werden, dass das Idealgewicht gehalten wird und beim Übergewichtigen eine langsame aber stetige Gewichtsreduktion erfolgt. Leichte Überschreitung in der Kalorienzufuhr ist für den Diabetiker nicht schädlich, dagegen ist eine Überernährung, selbst in geringem Umfange stets schädlich, da die kalorische Überzufuhr, selbst in geringem Masse, den Insulinbedarf unnötig erhöht, während eine leichte Unterernährung an Kalorien ihn senkt. Dabei muss man sich bewusst sein, dass es sich bei der Kalorienberechnung nicht um die qualitativ wirksame Nahrungsenergie handelt, sondern lediglich um eine Verbrennungsenergie. Unsere Diabetesdiät ist von der Nahrungsökonomie und vom Gehalt am das biologische System ordnenden Energiepotential und an Vitalstoffen so beschaffen, dass sie für die Zellen und den Stoffwechsel von nichts zu viel und von nichts zu wenig enthält. Dadurch ist der in Kalorien berechnete Bedarf an Nahrung wesentlich geringer. Vergleichen Sie hierzu die Kapitel über die Nahrungsenergie und über die Nahrungsökonomie.

Alle zuckerhaltigen Stoffe, die schnell ins Blut übergehen sind zu meiden: Fabrikzucker, Süssspeisen, Marmelade, Kuchen, Bonbons und Honig, der von Bienen stammt, die vorwiegend mit weissem Zucker gefüttert wurden (qualitativ hochwertiger biologisch erzeugter Honig darf sparsam verwendet werden). Weiterhin zu meiden sind: Weissbrot, weisse Teigwaren, Datteln und reife, sehr süsse Früchte. Erlaubt sind: Vollkornprodukte, das übrige Obst und Gemüse.

Solange der Diabetes noch nicht geheilt ist, muss die Tägliche Nahrungsmenge in kleinen Portionen über den Tag verteilt werden. Dies hat den Nachteil, dass man auf die Ruhepausen, die für die gesunde Peristaltik des Magen-Darmtraktes wichtig wären, verzichtet, ist aber beim Diabetes mellitus notwendig, da eine plötzliche, hohe Nahrungsmenge viel Insulin verlangt und die Leber und die Muskulatur dazu zwingt, den für den Moment überschüssigen Zucker sofort zu Glykogen aufzubauen und dieses einzulagern, sowie weiter überschüssiges Kohlenhydrat in Fett umzuwandeln, um es ins Fettgewebe einzulagern.

Das Verhältnis der Nährstoffe soll zu 45 % langsam abbaubare Kohlenhydrate enthalten, zu 35 % hochwertige pflanzliche Fettstoffe (Lipide mit mehrfach ungesättigten Fettsäuren) und zu 20 % Eiweiss. Zu Beginn soll die Diät zu 100 % aus vegetabiler Frischkost (Rohkost) bestehen. Später dürfen maximal 30 % gekochte Vollwertkost nachfolgen. Alle Reizstoffe sollen gemieden werden, da sie oxydativen Stress erzeugen und den Insulinbedarf erhöhen.

Jeden Tag muss/soll während mindestens 1 Stunde gewandert werden. Ist dies wegen Schmerzen oder Behinderungen nicht möglich, so muss eine andere Bewegungsart gefunden werden.

Für die Therapie des Diabetes mellitus ist eine geordnete Lebensweise ganz wichtig, mit mindestes 3 Stunden Vormitternachtsschlaf. Dafür darf man ohne weiteres früh morgens aktiv sein. Die Hormonspiegel richten sich nach dem natürlichen Tag, nach dem Stand der Sonne. Diabetiker leiden oft zusätzlich an anderen hormonellen Störungen. Zum Beispiel besteht zu rund 15 % zusätzlich eine Schilddrüsenunterfunktion.

Seelische Probleme wirken sich ungünstig auf den Diabetes aus. Beziehungskonflikte müssen geklärt werden, Ängste, eine allfällige Gefangenschaft in einem Spinnennetz aus Beziehungskonflikten, aus Hass und Schuldgefühlen geheilt werden. Eine harmonische Lebensführung und ein leichtes, fröhliches Gemüt sind für die Heilung ganz wichtig.

Ganz wichtig ist, dass man als Diabetiker versteht, dass es nicht unsere Diät bleibt, die wir ihm vermitteln, sondern, sie zu seiner eigenen wird. Nur dann wird es ihm gelingen, für sich selbst die notwendige Verantwortung zu erkennen und zu tragen. Oft besteht anfangs die Tendenz, über den wirklichen Bedarf hinaus zu essen. Man muss sich dessen bewusst werden, dass für jeden Diabetiker ein Übermass an Nahrung ganz besonders schädlich ist.
Bei unserer Diät hat man keinen Hunger. Isst man zu viel, so lässt man sich durch herkömmliche Gelüste leiten. Es ist wichtig, daran zu denken, dass diese Gelüste bei dieser Ernährung relativ bald ganz verschwinden und einem neuen, viel differenzierteren Geschmackssinn weichen, so dass man sich auf jede Mahlzeit aus Frischkost freut. Dies zeigt an, dass eine ausgeglichene Stoffwechselbilanz erreicht wurde. Dabei erfolgt beim übergewichtigen Diabetiker eine langsame, stetige Gewichtsreduktion, bis zum Idealgewicht. Wer an einem Diabetes des Typs 2 leidet, darf, soweit der Insulinspiegel noch erhöht war, daran denken, dass allein schon die Gewichtsreduktion bis zum Idealgewicht die Insulinresistenz abbaut, so dass der Diabetes ausheilen kann, ein Weg, der sich lohnt.
Untergewichtige und jugendliche Diabetiker können mit einer hochkalorischen Mastkost nicht zunehmen. Solche Versuche haben sie meist schon hinter sich. Die Gewichtszunahme bis zu ihrem individuellen Idealgewicht ist dagegen mit Hilfe dieser von der Nahrungsökonomie und Nahrungsenergie hochwertigen, vitalstoffreichen Diät möglich.
Diese hochwertige Beschaffenheit der Diät ist die Voraussetzung für den Erfolg der Therapie. Sie zeigt sich im Blutzuckerwert.

Es soll ein Nüchternblutzuckerspiegel von 5,6 mmol/l (100 mg %) angestrebt werden und maximal 10 mmol/l (180 mg %) 1 Stunde nach dem Frühstück. Werden diese Grenzwerte am Anfang noch nicht ganz erreicht, so ist dies weniger gefährlich, als eine Hypoglykämie, die besonders beim Typ-1-Diabetes oder bei Untergewicht bzw. bei gewissen antidiabetischen Medikamenten zu befürchten ist (vergleichen Sie hierzu das Kapitel über die medikamentöse Therapie). Weniger gefährliche hypoglykämische Krisen sind am Beginn des Typ-2-Diabetes, vor dem Einhalten unserer Diät, auch möglich, wenn aus Nervosität, Erschöpfung, starken Gelüsten oder Reizhunger viel an rasch aufschliessbaren Kohlenhydraten gegessen wird, so dass es zu einer überschiessenden Insulinsekretion kommt, die den Blutzuckerspiegel vorübergehend unter die Norm senkt, bis die Gegenregulation durch das Glukagon einsetzt.

Lebensordnung und Körpertraining

Leidet man an Diabetes mellitus, so ist, mehr als für jeden gesunden Menschen, eine gesunde Lebensordnung Voraussetzung für die erfolgreiche Therapie. Die Schlaf- und Traumphasen sind biologisch vorgegeben. Ein tiefer, erholender Schlaf ist nur vor Mitternacht möglich, da fast nur dann die NON-REM-Schlafphasen möglich sind, Während diesen träumt man fast nicht, doch legen sich dann alle Systeme zur Ruhe. Nach Mitternacht, in der REM-Phase erscheinen die Träume, mit dem Sinn, seelische Traumen zu heilen und unserem Bewusstsein einen gewissen, fein dosierten Einblick in die Welt des Unterbewussten zu geben. Während der REM-Phasen (rapid eye movement phase) bewegen sich nur die Augen und das Zwerchfell zum Atmen. Diese teilweise Lähmung verhindert ein Nachtwandeln. Die tiefe Erholung der NON-REM Phasen ist für die nächtliche Regeneration und die Heilung äusserst wichtig. Darum soll die Nachtruhe, wann immer möglich, um 21 Uhr beginnen. Dafür kann man ohne Weiteres sehr früh aufstehen und aktiv sein, ohne sich zu erschöpfen.

Als Körpertraining ist es ganz wichtig, zweimal täglich einen mindestens halbstündigen Spaziergang zu unternehmen und sich zudem vor der Nachtruhe zur Anregung des Stoffwechsels auf einen Abendspaziergang zu begeben. Noch ist allgemein zu wenig bekannt, dass wissenschaftliche Untersuchungen ergeben haben, dass ruhiges Gehen für den Aufbau der Kondition wirksamer ist als angestrengter Leistungssport. An den Wochenenden soll regelmässig eine grössere Wanderung unternommen werden. Wichtig ist, daran zu denken, dass vor jeder grösseren Anstrengung die Insulindosis zu reduzierten ist (s. Insulintherapie) oder zusätzliche Kohlenhydrateinheiten eingenommen werden müssen. Eine Tageswanderung spart ca. 20 Einheiten Insulin ein. Hierfür ist anfangs ärztlicher Rat wichtig.
Wichtig sind zudem morgens und abends 10 Minuten Körperübungen mit bewusster Tiefenatmung.
Im Sommer soll man, wenn möglich, täglich 10 Minuten schwimmen oder Radfahren. Die Zwerchfellatmung regt den Kreislauf der Oberbauchorgane und damit die Bauchspeicheldrüse an. Es ist falsch, die ganze Woche sitzend zu verbringen und dann am Wochenende Berghochtouren oder anstrengende Radfahrtouren, Wettkämpfe und dergleichen zu unternehmen oder einmal wöchentlich eine Reihe von Single Tennis oder 18 Golf-holes zu erzwingen. Tägliches Konditionstraining trainiert das Herz-Kreislaufsystem, die Muskeln, Bänder und Sehnen am besten und ordnet die Durchblutung und den Energiehaushalt am besten, auch für die Inselzellen und sorgt für eine harmonische Kohlenhydratverbrennung und Ordnung im Energiehaushalt. Dadurch reduziert sich der Insulinbedarf. Bewegungslose Wochen und forcierte Wochenendleistungen bedeuten dagegen Verschlackung und Trägheit im Wechsel mit schockartiger Erschöpfung, Blutzuckeranstieg, gefolgt von plötzlichem Sturz, Stress, statt Ertüchtigung. Körpertraining trägt zu seelischer Entspannung und Wohlbefinden bei.

Die Hygiene

Zur gesunden Lebensweise des Diabetikers gehört auch die Hygiene. Die Haut als grosses Schutzorgan gegen Infektion, Verwundung, Unterkühlung oder Überwärmung bietet reichliche Möglichkeiten der Anpassung. Das Kapillarsystem der Haut und deren Innervation leiten Gefahren durch Infektion und Vergiftung in unser Bewusstsein. Dies wahrzunehmen, muss man bei Diabetes mellitus besonders üben, da man für Infektionen, Spätschäden und Arteriosklerose besonders gefährdet ist. Es ist ganz wichtig, die Hände und Füsse immer wieder zu waschen, die Nägel und die Zähne sorgsam zu pflegen. Eine tägliche Ganzkörperdusche ist wichtig, besonders wenn man geschwitzt hat. Die Zahnwurzeln müssen sorgsam kontrolliert und Infektionsherde beseitig werden. Infektionsherde sind bei Diabetes gefährlich. Auch die Mandeln sind regelmässig zu kontrollieren. Darmfäulnis und Verstopfung müssen unbedingt überwunden werden, was durch eine mehrwöchige Rohkostdiätphase am besten gelingt. Auch die Leber und Gallenwege müssen regelmässig kontrolliert werden.

Kleine Eiterungen müssen sorgfältig behandelt, Schnittverletzungen desinfiziert und verbunden werden. Die Finger- und Zehennägel müssen ganz sorgfältig geschnitten werden, ohne sich zu verletzen. Badeanstalten sind Quellen für Pilzinfektionen an den Füssen oder in der Scheide. Schluckt man beim Baden Wasser, so kann dies Magen-Darminfekte auslösen. Benutzt man öffentliche Badeanstalten, so soll man die Füsse täglich mit Kaliumpermanganat oder mit ätherischem Geranien- oder Lavendelöl behandeln. Im Winter ist warme Kleidung wichtig, um Blaseninfekte zu vermeiden. Man soll keine Leute besuchen, welche an Katarrhen leiden. Zur Pflege der Unterleibsorgane sind häufige Kamillensitzbäder notwendig.

Wasseranwendungen, Anregung des Kreislaufs, Luft, Licht und Sonne

Ganz wichtig ist die tägliche Anregung des Kreislaufs und der Körperregulation durch eine tägliche Wechseldusche. Zuerst duscht man sich lange sehr warm, bis ein Bedürfnis nach Abkühlung spürbar wird. Dann stellt man ganz kalt und spült die Beine, die Schultern, das Gesicht, den Nacken und Rücken und so den ganzen Körper kalt ab. Danach setzt eine kräftige innere Durchwärmung und Durchblutung ein, die stundenlang anhält. Viele Diabetiker reagieren besonders gut auf den Priessnitzschen Leibwickel. Ein Leintuch wird in kaltes Wasser gelegt, dann gut ausgewunden und durch eine Hilfsperson abends oder in der Mittagsruhe am ganzen Körper angelegt und mit einer Flanellbinde straff um den Körper gebunden, so dass er gut sitzt und sich bald erwärmt. Er fördert die Durchblutung der Bauchorgane und dadurch die Funktion der Bauchspeicheldrüse. Er löst Verspannungen, beruhigt das Sonnengeflecht und das ganze Nervensystem und ist eine grosse Hilfe für einen erholsamen Schlaf. Auch kleinere Kaltwasseranwendungen, wie ein Wechselarm- oder Fussbad, kalte Schenkelgüsse, Nackengüsse, Leibwickel oder Teilwaschungen sind hilfreich zur Förderung der Körperregulationen und der Durchblutung, was bei Diabetes ganz wichtig ist. Man muss immer darauf achten, dass man vor jeder Kaltwasseranwendung gründlich durchwärmt ist, zum Beispiel durch eine heisse Dusche.
Durch Trockenbürsten, mit einer weichen Bürste, kann die Durchblutung zusätzlich angeregt werden. Tau- und Schneelaufen wäre sehr wirksam. Man muss aber dabei sehr vorsichtig sein, wegen der Verletzungsgefahr.
Im Sommerhalbjahr ist ein häufiges Sonnenbad wichtig, von 20 Minuten pro Körperseite, ohne Sonnencreme, um nicht das wichtige UV-B Lichtspektrum abzuhalten. Das Sonnenlicht bewirkt nicht nur die Vitamin-D3-Synthese. Es hat bedeutende weitere Wirkungen, die erst teilweise wissenschaftlich erforscht sind.

Die seelische Betreuung

Auch wenn die Ursache des Diabetes vor allem in körperlicher Schädigung während Jahren, Jahrzehnten, ja Generationen besteht, ist doch die Psyche in das Leiden stark mit einbezogen.
Wird der Diabetes des Typs 2 früh, oder während einer Schwangerschaft erkannt, so ist der Insulinspiegel noch erhöht. Dies beutet, dass er noch überwiegend in der ernährungsbedingten Insulinresistenz

besteht und die Inselzellen der Bauchspeicheldrüse noch fähig sind, vermehrt Insulin zu erzeugen. In diesem Stadium genügt es, das Wesen und die Ursachen des Diabetes ganz sorgsam zu erklären, bis der Patient sein Schicksal in die Hand nimmt und die Diät gerne und sorgsam befolgt.

Beim Diabetes des Typs 1 und beim fortgeschrittenen Typ-2-Diabetes, bei welchem das Pankreas erschöpft ist, ist die Situation ganz anders. Jetzt kann die Therapie den Krankheitsverlauf noch ganz wesentlich verbessern, aber man ist gezwungen, die Krankheit als persönliches Schicksal anzunehmen. Jetzt geht es darum, die Gefahr der Folgekrankheiten zu verstehen und die Einschränkungen anzunehmen, welche diese möglichst lange verhüten. Dabei muss man lernen, nicht zu lange mit dem Schicksal zu hadern, sondern es anzunehmen und trotz allem und erst recht in eine positive Zukunft zu blicken, indem man sein eigenes Leben liebt, respektiert und ehrt und das Bestmögliche tut, um es möglichst gesund zu erhalten. Handelt es sich um ein zuckerkrankes Kind, so muss die ganze Familie das Wesen dieser Krankheit ganz genau verstehen und ihre Ernährung auf die moderne, für sie vielleicht neue vollwertige, pflanzenbasierte Vollwertkost mit hohem Rohkostanteil umstellen. Diabetikerlager und -Schulen können zum Verständnis des Wesens der Krankheit helfen, besonders für das Einüben der Insulintherapie und der Berechnung der Mahlzeiten.

Der junge Diabetiker, der am Typ 1 erkrankt ist, muss lernen, ohne Bitterkeit sich auf Wichtigeres zu konzentrieren, als auf Gourmandisen, Fast-Food-Stände und Festgelage.

Er braucht Hilfe, um zu erkennen, dass er trotz seiner Krankheit zu einem vollwertigen und wertvollen Mitglied der Gesellschaft werden kann, ja dass er vielleicht gerade durch die durch die Therapie seiner Krankheit erworbene Selbstüberwindung und Reife seinen gleichaltrigen Kollegen voraus sein wird und anderen zum Vorbild und Helfer wird.

Ältere Diabetiker fallen oft in Angst und Unsicherheit. Oft fällt es ihnen schwer, ihre Gewohnheiten zu ändern, die oft einen gewissen Suchtcharakter haben und diese abzulegen, neue, gesunde Ordnung in ihr Leben zu bringen und die Verantwortung für sich selbst und gegenüber ihren Familienangehörigen zu tragen.

Die Eröffnung der Diagnose Diabetes ist immer ein seelisches Trauma, das Angst vor der Zukunft, Mutlosigkeit, Unruhe, Verzweiflung erweckt. Wenn dann das Wesen der Krankheit und die Möglichkeit dessen, was alles er selbst in die Hand nehmen kann verstanden wird und der Arzt mit seiner ganzen Erfahrung ihm als Freund beisteht, kann die Krankheit zum Ausgangspunkt tiefen Nachdenkens über den persönlichen Sinn seines Lebens und seiner Beziehungen und für ihn äusserst wertvoller, persönlicher Reifung werden.

Kurzzusammenfassung

Die Zuckerkrankheit ist eine Stoffwechselkrankheit, eine Verlustkrankheit. Der Zucker fliesst ab, ohne seine Funktion zu erfüllen.

Typ-I-Diabetes: nur sehr teilweise erbbedingt
Typ-II-Diabetes: Stoffwechselkrankheit zufolge Fehlernährung, Insulinspiegel anfangs zu hoch, Insulinresistenz, erst mit der Zeit erschöpfen sich die Insulin bildenden Zellen der Bauchspeicheldrüse.

Der Diabetiker gehört in sachkundige ärztliche Behandlung. Von ihm ist Wissen, Konsequenz und Einsicht gefordert.
Eine Heilung des Diabetes Typ II ist anfangs möglich, so lange wie der Insulinspiegel noch erhöht ist. Dazu ist eine strenge Heildiät aus 100 % Rohkost erforderlich mit strenger Lebensordnung, bis die Insulinresistenz ausgeheilt ist und sich der Zuckerstoffwechsel normalisiert hat. Ein scheinbar Gesunder, dessen Eltern an Diabetes leiden, soll in regelmässigen Abständen Kontrolluntersuchungen machen lassen und an eine gesunde, vorwiegend diabetesfeindliche Kost denken. Das vorliegende Buch stellt die Einführung dazu dar und erleichtert die Zusammenstellung der Diabetesdiät für den Gefährdeten und den Zuckerkranken.

11 Grundregeln

1. Die Hungerzeiten zweier Weltkriege haben gelehrt, dass die Krankheit Diabetes mellitus durch eine knappe Ernährung signifikant zurückging, ja fast verschwunden war. Hungerleidende Völker kennen keinen Diabetes. Diabetes mellitus ist eine „Zivilisationskrankheit“ der zu viel und falsch essenden „Wohlstandsgesellschaft“.

2. Nicht nur der Genuss von Zucker verursacht den Diabetes, sondern die Überernährung überhaupt. Jedes unnötig genossene Nahrungsmittel wird im Stoffwechsel auf aufwändigem Wege zu Glukose umgewandelt, auch unnötig gegessenes Fett und Eiweiss, was eine enorme Überlastung des Stoffwechsels bewirkt und die Ablagerung degenerativer Stoffwechselschlacken in der Zwischenzellsubstanz des ganzen Körpers und zu oxydativem Stress, was die ganze Palette der ständig zunehmenden degenerativen „Zivilisationskrankheiten“ erzeugt. Der Diabetiker muss sich knapp, vollwertig und energetisch hochwertig ernähren durch eine vegetabile Vollwertkost mit hohem Anteil an lebendiger Pflanzenkost (Rohkost), ihrem hohen Energiepotential und ihrer Nahrungsökonomie und ihrem hohen Gehalt an Vitalstoffen und sekundären Pflanzenstoffen (Phytochemicals).

3. Im Frühstadium neigt der Diabetiker zu Übergewicht, durch Vielessen und Bewegungsarmut. Nicht nur das Pankreas ist dabei überlastet, sondern der ganze Organismus, das Herz, die Blutgefässe, die Nieren, die Leber, das Nervensystem. Durch die in diesem Buch beschriebene Diät kann er seinen Stoffwechsel entlasten und gesund werden lassen. Dadurch kann

der Diabetes 2 im Stadium des Hyperinsulinismus durch Insulinresistenz ausheilen, in späteren Stadien oder beim Typ-1-Diabetes den Verlauf äusserst positiv beeinflussen und die Folgekrankheiten weitgehend vermeiden.

4. Die vegetabile Frischkost, auch saures Obst, sind im Stoffwechsel basenüberschüssig.

5. Der zuckerkranke Organismus neigt zu Übersäuerung. Mehr als jeder andere Kranke benötigt der Diabetiker basenüberschüssige Nahrung, reich an Obst und Gemüse, mit hohem Rohkostanteil.

6. Denaturierte Kohlenhydrate wie Weisszucker oder aus Weissmehl erzeugte Produkte werden sehr rasch resorbiert und verlangen eine rasche und sehr grosse Insulinausschüttung durch das Pankreas. Der Organismus des Diabetikers kann diese „Stresslage“ nicht meistern, so dass die Zuckerstoffe im Blut liegen leiben und in den Urin abfliessen, statt den Zellen zur Verfügung zu stehen. Die vollwertigen, das heisst nicht denaturierten oder geschälten Kohlenhydrate, wie sie in Gemüse, Obst und Vollgetreide enthalten sind, werden viel langsamer erschlossen, so dass der Blutzuckerspiegel viel langsamer und weniger hoch ansteigt. Zudem enthalten sie zu einem grossen Teil Zuckerarten, deren Verwertung kein Insulin verlangt. Dadurch werden die Inselzellen des Pankreas geschont. Der Diabetiker benötigt Kohlenhydrate, aber er muss sich an die vollwertigen, nicht denaturierten halten und denaturierte, zucker- und weissmehlhaltige ganz meiden.

7. Fettstoffe und Eiweisse müssen in der Diät immer in korrekter Proportion zu den Kohlenhydraten stehen, sonst können sie nicht verwertet werden und führen zu massiver Übersäuerung durch Stoffwechselschlacken, welche alle Organe massiv schädigen. Der Diabetiker ist hierdurch gefährdet für Spätschäden und vorzeitige Alterung.

8. Der Diabetiker muss besonders darauf achten, aus der Nahrung reichliche enzymhaltige, vitalstoffreiche Nahrung zu sich zu nehmen. Eine Nahrung aus vegetabiler Frischkost erfüllt diese Bedingungen am besten und entspricht am präzisesten der Forderung der Nahrungsökonomie, so dass er von nichts zu wenig und von nichts zu viel zu sich nimmt.

9. Schock, übergrosse Anspannung, Stress, akute Erkrankungen, Unfälle, Festgelage, Kummer, Angst und Unsicherheit, Kränkungen, Ärger, Zorn und Hass können bei Diabetes mellitus zu Entgleisungen des Stoffwechsels führen. Der Diabetiker muss lernen, die Gefahr solcher Situationen zu erkennen und ihnen aktiv zu begegnen, bevor es für ihn gefährlich wird. In solchen Belastungssituationen muss er sich besonders streng an unsere Diät und die neue, gesunde Lebensordnung halten. Fieberhafte Erkrankungen brauchen Bettruhe und ärztliche Betreuung. Der Diabetiker braucht ein möglichst gleichmässiges, geregeltes Leben. Er muss an seiner Krankheit reifen.

10. Eiterungen, Darmfäulnis, Herdinfekte (Tonsillen, Zähne, Gallenblase) können als zusätzliche Belastungen den Diabetes verschlechtern. Herdinfekte müssen saniert, eine chronische Verstopfung durch die rohkostreiche Heildiät überwunden werden. Die Zähne müssen nach jedem Essen sorgsam gereinigt werden, das Zahn-

fleisch massiert werden, die Haut durch sorgsame Pflege, Trockenbürsten, Wechselwaschungen, peinliche Sauberkeit, sorgsame Fusspflege, vor Infektionen geschützt werden. Verletzungen müssen immer sofort sorgsam desinfiziert und verbunden werden. Eine jährliche ärztliche und zahnärztliche Kontrolluntersuchung ist unbedingt angezeigt.

11. Körpertraining und Atmung steigern die Aktivität des Stoffwechsels. Damit sinkt der Zuckerspiegel und kann der Zucker besser verwertet werden. Körpertraining steigert die Fähigkeit zur Insulinproduktion, da der Kreislauf auch in den Bauchorganen aktiviert wird. Der Diabetiker muss täglich in frischer Luft Gymnastik, Wanderungen und Tiefenatmung durchführen. Er soll früh zu Bett gehen und früh aufstehen, Schlafmangel und Erschöpfung meiden.

DIE BIRCHER-BENNER DIABETESDIÄT

Allgemeines

Wie bereits ausführlich beschrieben, ist der Diabetes des Typs II über längere Zeit durch eine Insulinresistenz verursacht und die Inselzellen der Bauchspeicheldrüse erzeugen überhöhte Insulinspiegel, so lange sie nicht erschöpft sind. In diesem frühen Stadium ist die Krankheit durch eine strenge Diät aus reiner vegetabiler Rohkost über viele Wochen noch heilbar. Ein wieder normal gewordener Glukosebelastungstest bei normalem Insulinspiegel und eine Rückkehr des Körpergewichtes zum Idealgewicht bestätigt die Heilung. Danach soll der Rohkostanteil der Diät weiterhin $^2/_3$ betragen, damit die Stoffwechselstörung nicht wieder entsteht. Nahrungsmittel mit tiefem glykämischem Index und tiefer glykämischer Ladung sollen nach der Heilung weiterhin bevorzugt werden. Auch dann lohnt es sich, immer wieder für eine oder mehrere Wochen zu Phasen reiner Rohkostdiät zurückzukehren.

Ist beim Typ II Diabetes der Insulinspiegel bereits abgesunken, oder handelt es sich um einen Diabetes des Typs I, so ist die Heilung der Krankheit leider nicht mehr möglich. Aber gerade dann sind Phasen reiner Rohkostdiät von grosser Hilfe, denn jetzt geht es um die Verhütung der Folgekrankheiten. Die gekochte Nahrung soll auch jetzt einen möglichst tiefen glykämischen Index und eine tiefe glykämische Ladung aufweisen und soll $^1/_3$ der Nahrungsmenge nicht überschreiten.
Das Bircher-Benner Handbuch Nr. 4 für Frischsäfte, Rohkost und Früchtespeisen vermittelt ganz wichtige Kenntnisse über die Wirkung der Rohkostdiät für Diabetiker und zur Verhütung der Folgekrankheiten.
Die Spiegel der Vitamine B12 und D3 sollen jedes halbe Jahr kontrolliert werden. Sie müssen im oberen Normbereich gehalten werden.

DIÄT-REZEPTE FÜR DIABETIKER

Allgemeine Angaben

Legende
Gramm = g
Kalorien = K (Kalorienwert)
Eiweiss = E*
Fett = F*
Kohlenhydrate = KH*
Brot-Einheiten = BE (12 g KH = 1 BE)

* (In Gramm angegeben)

Broteinheiten und ihre Berechnung

Für den Alltag hat sich die Berechnung in Broteinheiten bewährt.
Man merke sich: 12 g KH (Kohlenhydrate) = 1 BE (Broteinheit)
Die Broteinheiten dienen bei insulinpflichtigem Diabetes zur Abschätzung der notwendigen Insulindosis vor der Mahlzeit.
Wer exakt rechnen will, rechnet mit „Gramm-Kohlenhydrate“, wer jedoch auf **„Broteinheiten“** bereits eingestellt ist, kann sich an die in Klammer stets angeführten Broteinheiten-Berechnungen

halten. Diese sind aber angenäherte Werte, die leicht auf- oder abgerundet wurden, um sie in praktisch durchführbarem Rahmen zu halten, z. B.
Eine Broteinheit entspricht 12 g Kohlenhydraten.

Überschlagsmässig kann folgendermassen berechnet werden:

3 bis 9 g KH = 1/2 BE
ab 9 bis 15 g KH = 1 BE
ab 15 bis 21 g KH = 1 1/2 BE
ab 21 bis 27 g KH = 2 BE etc.

Die Kohlenhydrateinheit

Mancherorts wird statt in Broteinheiten in Kohlenhydrateinheiten gerechnet. Dabei **entspricht 1 Kohlenhydrateinheit 10 g Kohlenhydraten.**

Zucker in der Diät

Der Diabetiker soll den Zucker, vor allem den Fabrikzucker, meiden, da er viel zu schnell ins Blut übertritt und dadurch den Blutzucker erhöht. Wir empfehlen zum Süssen der Speisen den Fruchtzucker, oder den von Vogelbeeren gewonnenen Zucker, den Sorbit. Diese beiden Zuckerarten erzeugen einen sehr geringen Blutzuckeranstieg. Sie müssen aber sparsam verwendet werden. Beim leichten Diabetiker können hin und wieder eine gute Honigqualität oder Obstkonzentrat in kleinen Mengen verwendet werden.

Der Rezeptteil enthält viele sehr schmackhafte Rezepte, so dass es an der Essensfreude nicht fehlt. Je nach dem Stadium der Krankheit und allfällig schon aufgetretenen Folgekrankheiten müssen aber die Rezepte ausgewählt werden. Es lohnt sich für jeden Diabetiker, das Bircher-Benner Handbuch Nr. 19 für Bluthochdruck, Herz- und Arteriosklerosekranke zu lesen, um mehr Kenntnisse zur Verhütung der Folgekrankheiten des Diabetes zu erhalten.

Rezeptteil

Mit * bezeichnete Rezepte dürfen nur bei vorsorglicher Diät wegen familiärer Belastung bzw. nach der Ausheilung eines Diabetes Typ II zubereitet werden und nur nach Normalisierung des Körpergewichtes und wenn keine Anzeichen für eine Folgekrankheit vorhanden sind.

Rezepte für die vegetabile Frischkost (Rohkost)

Das Birchermüesli

Das Birchermüesli, so wie es von Dr. Bircher erstmals eingeführt wurde, ist nach unserer langjährigen Erfahrung die bewährteste und beste Diätspeise geblieben. Im Prinzip sind die sauren, weissfleischigen, saftigen Äpfel die besten, z.B. Klaräpfel, Gravensteiner, Sauergrauch, Menznauer-Jäger, Jonathan, Ontario, Wellington, Glockenäpfel, Champagner-Reinetten, Topaz, evtl. Bonäpfel, Granny Smith.
Müssen in vorgerückter Jahreszeit etwas trockene oder geschmacklich eintönige Äpfel verwendet werden, so kann das Aroma angereichert werden durch Zugabe von in kleine Stücke geschnittenen Orangen. Wenn erhältlich, soll 1 Teelöffel kaltgepresstes Leinöl beigefügt werden.

1. Birchermüesli mit Mandelmus
8 g feine Haferflocken oder Hirseflocken, evtl. selbstgemahlen
50 g Wasser, kalt
8 g Zitronensaft
10 g Mandelmus
12 g Obstkonzentrat, Fruchtzucker oder Sorbit (falls Mandelmus zu breiig und Äpfel etwas trocken, 20–25 g Wasser beifügen)
200 g Äpfel
8 g Reiskeime oder Weizenkeime, oder gekeimte Weizenkörner

Die Flocken wenn möglich 12 Stunden einweichen.
Mit Schneebesen alles tüchtig vermischen.
Die Äpfel Waschen, mit sauberem Tuch abtrocknen, Stiel und Blüte entfernen.
Die Äpfel auf der Bircher-Raffel direkt in die Sauce hineinreiben, öfters umrühren, damit sie sich nicht braun verfärben. Auch können statt des Raffelns die Äpfel in kleine Stücke geschnitten werden und mit dem Stabmixer hineingearbeitet werden.
Das Raffeln soll kurz vor dem Servieren erfolgen.
K = 239 E = 4,5 g F = 6 g KH = 40 g
(= 3 BE)

2. Birchermüesli mit Joghurt
8 g Haferflocken
50 g Wasser
10 g Joghurt
8 g Zitronensaft
12 g Obstkonzentrat oder Honig
200 g Äpfel
6 g Haselnüsse oder Mandeln, gerieben

12 Stunden einweichen.
Zu glatter Sauce vermischen.
Zubereiten wie Rezept Nr. 1
Geriebene Mandeln über die angerichtete Speise streuen.
K = 194 E = 3 g F = 4 g KH = 35 g
(= 3 BE)

3. Birchermüesli mit Rahm*

8 g Haferflocken
30 g Wasser
30 g frischer, nicht uperisierter Rahm
8 g Zitronensaft
12 g Obstkonzentrat oder Honig
200 g Äpfel
6 g Haselnüsse oder Mandeln, gerieben

12 Stunden einweichen.
Leicht schlagen und mit dem Zitronensaft und Obstkonzentrat vermischen.
Zubereiten wie Rezept Nr. 1
Über die angerichtete Speise streuen.
K 260 E = 4 g F = 11 g KH = 36 g (= 3 BE)

4. Müesli mit Beeren oder Steinobst

Besonders hoher Vitamin C-Gehalt
Zubereitung der Sauce wie Rezept Nr. 1
150–200 g Erdbeeren, gewaschen, verlesen
oder
Himbeeren, gewaschen
Heidelbeeren
Johannisbeeren
Brombeeren
Pfirsiche
Aprikosen
Orangen

Mit Holzstössel oder Gabel zerdrücken. Durch die verchromte Hackmaschine oder Passevite treiben, oder mit dem Messer fein schneiden.
Diese Früchte ergeben ungefähr dieselben Werte wie mit Äpfeln.

5. Birchermüesli mit verschiedenen Früchten

Zubereitung der Sauce wie Rezept Nr. 1
Erdbeeren und Himbeeren
Erdbeeren, Himbeeren und Johannisbeeren
Erdbeeren und Äpfel
Brombeeren und Äpfel
Äpfel mit fein geschnittenen Orangen- und Mandarinenschnitzen
Pfirsiche oder Aprikosen usw.
Früchte in die Sauce gut einmischen.

Rohgemüse und Salate

Bei der Zubereitung der Rohgemüse beachte man folgende vier Grundregeln:

1. Ganz frische und gute Qualität

Am besten sind biologisch gezüchtete Gemüse, wenn möglich aus dem eigenen Garten.
Rohgemüse sollen so kurz wie möglich vor dem Genuss zubereitet werden, damit kein Welken und Auslaufen des Saftes möglich ist und die zerkleinerten Nahrungsmittel nur kurz dem Sauerstoff (Luft) ausgesetzt sind. Wichtig ist rasches Vermischen mit der Sauce.

2. Gute Reinigung

Um der Verwurmung und der Infektion durch Colibazillen vorzubeugen, befolge man genau die nachstehenden Vorschriften über die Reinigung der Gemüse. Biologisch und ohne Jauche-Düngung angebaute Gemüse enthalten keine Wurmeier.

2a. Reinigung der Blattgemüse

Kopfsalat, Endivien, Lattich, Weisskraut, Kohl, Rotkraut usw.: Die Blätter auseinandernehmen, braune und schadhafte Stellen entfernen und ¼ Stunde im Salzwasser (1 Handvoll Salz auf 5 l Wasser) liegen lassen, falls Verdacht auf Infektionskeime, besonders in tropischen und subtropischen Ländern.

Mehrere Male nachspülen, am besten jedes Blatt einzeln unter der Dusche oder dem Wasserstrahl abspülen. In einem Drahtkorb, Salatschwinge oder sauberen Tuch ausschwingen. Feld- und Schnittsalate, Spinat, Löwenzahn, Kresse, Rosenkohl und ähnliche kleinblättrige Salate bedürfen der besonderen Sorgfalt im Putzen und Waschen. Öfters in kleinen Portionen durchspülen, Würzelchen und zähe Stiele entfernen.
Weissen oder roten Chicorée halbieren, äusserste Blätter entfernen und gut durchspülen.

2b. Reinigung der Wurzelgemüse
Sellerie, Karotten, Schwarzwurzeln, Randen (Rote Bete), Rettich, Kohlrabi, Radieschen mit einer Bürste unter laufendem Wasser reinigen, schälen und sofort in kaltes Wasser mit Salz und Zitronensaft legen (1/2 Zitrone oder ausgepresste Schalen auf 5 l Wasser), damit die Gemüse ihre frische Farbe nicht verlieren.

2c. Reinigung der Gemüsefrüchte
Tomaten, Gurken, Zucchetti, Peperoni (Paprikaschoten).
Die Früchte zuerst waschen, dann evtl. schälen oder klein schneiden. Gurken von der Mitte nach aussen schälen, bittere Enden abschneiden. Zarte Gurken können auch ungeschält verwendet werden. Für Salate nur junge, zarte Zucchetti verwenden, nicht schälen. Peperoni halbieren und Kerne entfernen, dicke Teile einschneiden und evtl. in Wasser einlegen, falls sie zu scharf sind.
Blumenkohl, Stangensellerie, Lauch, Fenchel:
Blumenkohl: in grössere Stücke zerlegen, schadhafte Stellen wegschneiden, Strunkteile etwas abschälen und in Salzwasser einlegen.
Stangensellerie: schälen, zähe Teile wegschneiden.
Lauch: halbieren, bürsten und unter der Brause waschen.
Fenchel: halbieren und waschen.

2d. Spezielle Reinigungsmethoden
Sollte bei Gemüsen und Früchten Zweifel über deren Sauberkeit und Keimfreiheit bestehen (besonders in südlichen und tropischen Ländern und bei Jauchedüngung), befolge man nachstehende Reinigungsmethoden:

1. Zur Befreiung von Wurmeiern und Ungeziefer lege man das Gemüse in eine verdünnte Kochsalzlösung (1 Handvoll Salz auf 5 l Wasser). Die Kochsalzlösung bringt die durch eine Eiweissschicht haftenden Wurmeier zur Auflösung, wodurch die Gemüse beim nachherigen Abspülen frei davon werden.
2. Bakterien und z.B. Colibazillen und Pilze können mit Zitronensäure oder Essig entfernt werden. Man stelle eine Lösung von 60 g Zitronensäure (in Drogerien erhältlich) auf 1 l Wasser her und lasse – besonders die Blattgemüse – 15 Minuten in dieser Lösung liegen. Dann unter dem laufenden Wasserstrahl gut durchspülen. Zitronensäurelösung absieben und aufbewahren, sie kann drei- bis viermal verwendet werden.
3. Knollen- und Fruchtgemüse können nach dem Putzen und Waschen in ein Sieb gegeben und 10 Sekunden in kochendes Wasser getaucht werden. Die äussere Schicht wird dadurch keimfrei, innen ist das Gemüse roh geblieben.
4. Gemüse- und Frucht-Säfte werden auch ohne diese Vorbereitungen beinahe keimfrei, wenn man ihnen – ein Fünftel der Menge des Saftes – ausgepressten Zitronensaft beifügt.
5. Um sich in den Tropen vor Amöbeninfektion zu schützen, tauche man die vorgereinigten Gemüse in eine Chlorkalklösung (5 g Chlorkalk auf 1 l Wasser). Dann nachwaschen mit gekochtem Wasser, wodurch der Chlorkalk vollständig entfernt wird.

3. Harmonische Zusammenstellung
Jedes Rohgemüsegericht soll womöglich aus dem Dreiklang: Wurzel – Frucht – Blatt bestehen, damit sich die Inhaltsstoffe in jeder Mahlzeit ergänzen. Das grüne Blatt sollte besonders in der Krankenkost nicht fehlen. Auch durch Saucen ist Abwechslung möglich.
Dreiklang in den Farben erhöht die Schönheit der Platte und trägt zur Freude am Essen bei.
Kleine Garnituren aus Kräutern, Radieschen und Erstlingskarotten usw. können bei besonderen Gelegenheiten die Rohgemüseplatte farbenfroh und festlicher

gestalten, jedoch soll die Dreizahl der Rohgemüse im Alltag pro Mahlzeit nicht überschritten, sondern eher für Abwechslung im Laufe des Tages gesorgt werden. Übertriebenes Vielerlei ist für die Verdauung ungünstig.

4. Das Zerkleinern der verschiedenen Gemüse

Kopfsalat, Schnittsalat, Feldsalat, Löwenzahn, Kresse
Lattich, Endivien, Chicorée
Spinat, Lauch, Stangensellerie
Weisskraut, Rotkraut
Rübchen, Sellerie, Randen, Rettich, Schwarzwurzeln, Kohlrabi
Gurken, Zucchetti, Radieschen, Blumenkohl

- ganz lassen oder die grösseren Blätter halbieren.
- in 1/2 cm-breite Streifen schneiden.
- in ganz feine Streifchen schneiden.
- fein hobeln.
- mit der Bircherraffel oder einer gröberen Raffel raffeln.
- in feine Scheiben hobeln.
- Blumenkohl-Blüte und zarte Strunkteile fein hobeln.

Saucen zu Rohgemüsen und Salaten

6. Ölsauce

Es sollen ausschliesslich kaltgepresste Pflanzenöle in biologischer Qualität verwendet werden. Olivenöl und Sonnenblumenöl soll mit 1/3 Leinöl ergänzt werden, da ihr Anteil an Omega-3-Fettsäuren zu gering ist.

für 1 Portion:
8 g Öl
2 g Zitronensaft
etwas Zwiebeln, evtl. Knoblauch
2 g frische oder
1 Messerspitze
getrocknete Kräuter
Alles gut mischen.
K = 74 E = – F = 8 g KH = –0 g (= 0 BE)

7. Mayonnaise-Sauce, für 4 Portionen *
15 g Eigelb, zerquirlt
150 g Öl
einige Tropfen Zitronensaft
(1 Eigelb genügt für 6–8 Portionen)
Das Öl tropfenweise unter gleichmässigem Rühren mit dem Schwingbesen dem Eigelb beifügen.
K = 1440 E = 2 g F = 154 g KH = – 0 g (= 0 BE)
für 1 Portion:
10 g Mayonnaise
2 g Zitronensaft
etwas Zwiebeln, evtl. Knoblauch
2 g frische oder
1 Messerspitze getrocknete Kräuter
= 14 g Mayonnaise
K = 90 E = 0,1 g F = 10 g KH = – 0 g (= 0 BE)

8. Mayonnaise-Sauce mit Sojamehl statt Ei, für 4 Portionen
15 Sojamehl
100 g Wasser
200 g Öl
10 g Zitronensaft
Zu einem glatten Teig verrühren.
Abwechselnd, langsam beifügen unter stetigem Rühren mit dem Schwingbesen.

davon für 1 Portion:
10 g Mayonnaise
2 g Zitronensaft
etwas Zwiebeln, evtl. Knoblauch
2 g frische oder
1 Messerspitze getrocknete Kräuter
= 14 g Mayonnaise. Alles gut vermischen.
K = 90 E = 0,1 g F = 10 g KH = – 0 g (= 0 BE)

9. Rahmsauce, für 1 Portion*
20 g Rahm
5 g Quark
2 g Zitronensaft
etwas Zwiebeln, evtl. Knoblauch
1 g frische oder
1 Messerspitze getrocknete Kräuter
Mit Schwingbesen alles gut vermischen.
K = 54 E = 2 g F = 5 g KH = 1 g (= 0 BE)

10. Joghurtsauce, für 1 Portion
30 g Joghurt
einige Tropfen Zitronensaft
etwas Zwiebeln, evtl. Knoblauch
1 g frische oder
1 Messerspitze getrocknete Kräuter
K = 20 E = 1 g F = 1 g KH = 2 g
(= 0 BE)

Nicht jede Sauce eignet sich für jedes Rohgemüse. Folgendes hat sich bewährt:

Folgende Salate und Rohgemüse		**werden angemacht mit:**
11. Kopfsalat	nicht zerkleinern (ganze Blätter)	Ölsauce, Schnittlauch, Zwiebeln
12. Schnittsalat	nicht zerkleinern	Ölsauce, Schnittlauch, Zwiebeln
13. Endivien	1 cm-grosse Streifen schneiden	Ölsauce oder Mayonnaise, Schnittlauch, Zwiebeln, Petersilie
14. Lattich	1 cm-grosse Streifen schneiden	Ölsauce oder Mayonnaise, Basilikum, Majoran
15. Feldsalat	nicht zerkleinern	Ölsauce oder Mayonnaise, Zwiebeln
16. Kresse	nicht zerkleinern	Ölsauce oder Mayonnaise, Zwiebeln
17. Spinat	1/2 cm-grosse Streifen schneiden	Ölsauce oder Mayonnaise, Pfefferminz
18. Kohlsalate: Weisskraut Sauerkraut Rosenkohl Wirsing Chinakohl	hobeln, in feine Streifen schneiden	Ölsauce oder Mayonnaise, Liebstöckel, Bohnenkraut, Thymian, Kümmel
19. Tomaten	in Scheiben oder Würfel schneiden	Ölsauce oder Mayonnaise, Basilikum, Thymian, Dill
20. Gurken	hobeln	Ölsauce oder Mayonnaise, Dill
21. Fenchel	mit Messer fein schneiden und mit Wiegemesser zerkleinern	Ölsauce oder Mayonnaise, Zwiebeln, Schnittlauch
22. Peperoni	feine Streifen schneiden	Ölsauce oder Mayonnaise, Schnittlauch
23. Rettich	hobeln oder raffeln	Ölsauce oder Rahmsauce, Schnittlauch
24. Radieschen	hobeln	Ölsauce oder Rahmsauce, Schnittlauch
25. Stangensellerie	fein schneiden	Ölsauce oder Rahmsauce, Zwiebeln, Schnittlauch
26. Zucchetti	hobeln in Scheiben oder auf grober Raffel raffeln	Ölsauce oder Mayonnaise, Dill, Basilikum
27. Rübchen (Möhren)	fein raffeln	Rahmsauce oder Ölsauce, Majoran, Liebstöckel
28. Sellerie	fein raffeln	Rahmsauce oder Mayonnaise, Basilikum, Thymian
29. Randen (Rote Bete)	fein oder grob raffeln	Rahmsauce oder Mayonnaise, Liebstöckel, Thymian, Kümmel
30. Blumenkohl	Röschen kurz abschneiden, Storzen raffeln	Rahmsauce oder Mayonnaise, Basilikum, Majoran, Walnüsse

Folgende Salate und Rohgemüse		**werden angemacht mit:**
31. Chicorée	1 cm-breite Streifen schneiden	Rahmsauce oder Ölsauce, Estragon, Majoran
32. Topinambur	raffeln	Rahmsauce, Thymian, Melisse
33. Kohlrabi	hobeln und mit Wiegemesser zerkleinern oder raffeln	Rahmsauce oder Ölsauce, Thymian, Liebstöckel
34. Rotkraut	hobeln oder fein schneiden	Rahmsauce oder Ölsauce, etwas geraffelte Äpfel, Kümmel, Liebstöckel

Schnittlauch, Petersilie und Zwiebeln können (mit Mass) jedem Rohgemüse beigefügt werden.

Sauerkraut

Sauerkraut ist ein besonders wertvolles Rohgemüse, vor allem im Winter. Es ist roh leichter verdaulich als gekocht. Bei der Zubereitung von gedünstetem Sauerkraut können durch Beigabe von kleingeschnittenem Frischkost-Sauerkraut Geschmack und Bekömmlichkeit verbessert werden.

35. Sauerkraut-Salat
Sauerkraut wird gelockert und zerkleinert, mit einigen Kümmelkörnern (oder auch gemahlenem Kümmel), 3 bis 4 zerkleinerten Wacholderbeeren, kleingeschnittener Zwiebel und einem, in kleine Streifen geschnittenen Apfel vermischt. Man überträufelt alles mit dem Saft einer Zitrone und zwei Esslöffeln Olivenöl. Als Ergänzung werden Ackersalat (Rapünzchen) und jede Rohkost von Wurzelgemüse empfohlen.

Frischgetreide

36. Gekeimte Getreidekörner
Besonders hoher Gehalt an Vitamin E- und B-Gruppe. Allgemeine Kräftigung. Weizen, Roggen, Hafer, Gerste (Vollgetreide-Arten).
Beim Einkauf ist auf leicht keimende Körner zu achten. Kein gebeiztes Saatgut!

1. Tag	abends:	Körner im Sieb unter der Dusche waschen und in ein Schüsselchen geben. Mit Wasser bedecken, Zimmertemperatur, Ofennähe.
2. Tag	morgens:	Abspülen und auf flachem Teller „trocken" ausbreiten. Zimmertemperatur, Ofennähe.
	abends:	in ein Schüsselchen geben und wieder mit Wasser überdecken. Zimmertemperatur, Ofennähe.
3. Tag	morgens:	Abspülen und auf dem Teller „trocken" ausbreiten.
	abends:	in ein Schüsselchen geben und in ein feuchtes Tuch hüllen, Zimmertemperatur, Ofennähe und so weiter, bis die Körner 1 bis 2 cm-lange Keime entwickelt haben.

Pro Mahlzeit wird 1 Esslöffel des gekeimten Getreides verwendet, höchstens 2 Esslöffel pro Tag.

Tabelle II: Nährwertzusammenstellung einiger Frischsäfte

	In 100 g Saft sind enthalten:				
	K	E g	F g	KH g	BE
1. Fruchtsäfte					
Apfelsaft	47	0,1	–	11	1
Holunderbeersaft	38	2	–	8	½
Traubensaft	74	0,3	–	18	1 ½
Sanddornbeerensaft	26	0,9	2,3	–	–
Orangensaft	47	0,8	0,3	10	1
Grapefruitsaft	28	0,6	0,1	9	1
Mandarinensaft	43	0,9	0,3	9	1
Zitronensaft	24	0,3	0,1	8	½
Kokosnussmilch	22	0,3	0,4	4	½
Acerola-Konzentrat (in Pulver)	263	5,6	1,2	58	5
2. Gemüsesäfte					
Karottensaft	27	0,6	–	6	½
Tomatensaft	22	1,0	0,2	4	½
Randensaft (= Rote Bete)	42	1,1	–	10	1
Spinatsaft	13	1,4	–	2	–

Frischsäfte

37. Fruchtsäfte

Sofort nach dem Pressen servieren. Stehenlassen bedeutet Wertverlust. Beigaben je nach Wunsch oder Vorschrift: Zitronensaft, Obstkonzentrat, Sanddorn, Rahm, Joghurt, Mandelmilch, Leinsamen-, 1/3 Reis- oder Gerstenschleim (bei empfindlichem Magen oder Magen-Darm-Krankheit).

a) *Ungemischte Fruchtsäfte* (ohne jegliche Beigabe):
Orangen, Mandarinen, Grapefruit, Äpfel, Birnen, Erdbeeren, Heidelbeeren, Johannisbeeren, Himbeeren, Pfirsiche, Aprikosen, Pflaumen.

b) *Gemischte Fruchtsäfte:*
z.B. Orangen-, Mandarinen-, Grapefruit-, evtl. Kaki- oder Beerensaft mit Apfelsaft oder
Beerensaft mit Pfirsich-, Aprikosen- oder Pflaumensaft.

38. Gemüsesäfte

Frisch verabreichen: hoher Gehalt an Mineralstoffen, Vitamingehalt und sekundären Pflanzenstoffen. Jeder Saft hat seinen speziellen Wert (s. Kapitel über Mineralstoffe und Vitamine und über die sekundären Pflanzenstoffe, die gegen Diabetes besonders wirksam sind).

a) *Ungemischte Gemüsesäfte:*
Tomaten, Rübchen, Randen, Rettich, Kohl, Sellerie, Kartoffeln, sämtliche Blatt-, Knollen- und Wurzelgemüse.

b) *Gemischte Gemüsesäfte:*
Besonders bewährte Mischungen sind – gemäss unserer Erfahrung:
Rübchen, Tomaten, Spinat (zu gleichen Teilen)
Tomaten und Rübchen
Tomaten und Spinat
Andere Mischungen (und Cocktails) können nach eigenem Geschmack kombiniert werden. Der erdige Geschmack von Wurzelgemüsen kann durch Beigabe einer sonnengereiften Frucht angenehm aufgehellt werden.
Zum Mitpressen: abwechslungsweise Sauerampfer, Brennnessel, Schnittlauch, Petersilie, Zwiebeln, zarte Sellerieblätter oder Knollen und andere Kräuter.
Beigaben pro Glas (1 1/2 bis 2 dl):
10 g Rahm, etwas Zitronensaft, evtl. etwas Fruchtkonzentrat; bei Magen-Darm-Kranken evtl. Leinsamen-, Reis- oder Gerstenschleim.
Es können auch andere Blattgemüse oder Salate verwendet werden, z.B. Löwenzahn, Weisskraut, Kohl, Kopfsalat, Endivien, Feldsalat, Lattich.
Im Frühjahr Blutreinigung durch Brennnessel-, Sauerampfer- und Löwenzahnsaft.

Pflanzen-Milch-Arten

39. Mandelmilch
10 g Mandelmus
4 g Obstkonzentrat
1 1/2 dl Wasser
(1 1/2 dl Wasser und 1/2 dl Obstsaft bewirken leichte Eindickung)
Mandelmus und Obstkonzentrat mit dem Schneebesen verrühren und das Wasser tropfenweise beifügen, (einfacher: das Wasser sofort ganz beifügen und das Ganze mit dem Mixer schaumig rühren, dadurch wird die Milch angenehm schaumig).
K = 76 E = 2 g F = 5 g KH = 6 g (= 1/2 BE)

40. Mandelmilch aus frischen Mandeln
(besonders leicht verdaulich)
15 g Mandeln, geschält
(keine bitteren Mandeln!)
4 g Fructosepulver
1 1/2 dl Wasser
Im Mixer mischen, evtl. passieren.
K = 76 E = 2 g F = 5 g KH = 6 g (= 1/2 BE)

41. Pinienkernmilch
15 g Pinienkerne, gewaschen
4 g Obstkonzentrat
1 1/2 dl Wasser
Zubereiten wie Mandelmilch.
K = 76 E = 2 g F = 5 g KH = 6 g (= 1/2 BE)

42. Sesammilch
(reich an biologisch hochwertigen Fettsäuren)
2 dl Wasser (kalt oder warm, je nach Geschmack)
15 g Helva-Purée
2 g Zitronensaft
4 g Obstkonzentrat
Helva-Purée und Obstkonzentrat mit dem Schneebesen verrühren und das Wasser tropfenweise beifügen.
Besonders schmackhaft durch Zusatz von frischen Bananen und unter Verwendung des Mixers.
K = 76 E = 2 g F = 5 g KH = 6 g (= 1/2 BE)

43. Sesamrahm
Wie Sesammilch, mit weniger Wasserzusatz für Kaltschalen und als Rahm-Ersatz.
K = 76 E = 2 g F = 5 g KH = 6 g (= 1/2 BE)

44. Sesamfrappé
Wie Sesammilch oder Sesamrahm
mit Zusatz von Obstsaft, Süssmost usw.
K = 76 E = 2 g F = 5 g KH = 6 g (= 1/2 BE)

45. Sojamilch (Molat)
10 g Molat (3 gestrichene TL)
1 dl Wasser
3 Essl. Orangensaft
Verquirlen.
K = 70 E = 2 g F = 2 g KH = 10 g (= 1 BE)

Warme Speisen

Die Angaben in den Rezepten über die Kochzeiten entsprechen konventionellem Kochen. Verfügt man über einen Dampfkochtopf oder einen Steamer, so ist dies vorzuziehen, da die Zubereitung viel schonender erfolgt und die Nährwerte besser erhalten bleiben. Die Zubereitungszeiten verkürzen sich auf rund 1/5 der konventionellen Kochzeit. Die Zwiebeln können dabei separat vorgedünstet und vor dem Dämpfen zugegeben werden.

Butter, Reform-Pflanzenfette und Öle

46. Wir verwenden:
Frische Butter
zum Verfeinern der Speisen und in den meisten Rezepten der Diätformen. Beim Anrichten wenig zugefügt.

Reform-Pflanzenfette
Pflanzenfett-Emulsionen aus natürlich festen Fetten wie Kokos-Öl oder Palmkern-Öl in Verbindung mit einem höchstmöglichen Anteil flüssiger Öle und Keimöle. Sie dürfen auf keinen Fall gehärtete Pflanzenöle enthalten.

Nuss- und Mandelmus
feinster, nussähnlicher Geschmack, vielseitig für Küche und Tafel sowie als Schonkost verwendbar, auch an Stelle von frischer Butter zu Gemüsen, Kartoffeln, Reis.

Sonnenblumenöl
Maiskeimöl
Leinöl
Olivenöl
kalt gepresst und biologisch schonend behandelt, wegen ihrer Reinheit als Fett sehr wertvoll und gesünder für die meisten Menschen, sowie leicht verdaulich. Leinöl, Distelöl, Rapsöl u.a. Öle mit grösserem Anteil an mehrfach ungesättigten Fettsäuren (Omega-3 und Omega-6) eignen sich nicht zum Erwärmen über Körpertemperatur. Olivenöl enthält fast nur einfach ungesättigte Fettsäuren und eignet sich daher zum Erwärmen bis 170°C. Es ist leichter verdaulich als erhitzte Butter.

NB.: Für die Reformküche sind aber auch die im Reformhaus geführten, mit schonender Behandlung gewonnenen sonstigen pflanzlichen Fette und Öle zu empfehlen.
Pflanzenöle mit mehrfach ungesättigten Fettsäuren müssen kühl und vor Licht geschützt gelagert werden. Der Anteil an Omega-3-haltigem Öl muss im Verhältnis zu Omega 6 mindestens 1/5 betragen, besser mehr. Leinöl enthält ca. 60 % Omega-3-Fettsäuren. Es kann gut ins Birchermüesli und an die Salatsaucen (zu ca. 1/3) gegeben werden oder man kann auch 3 × täglich 1 bis 2 Esslöffel davon zu jeder Mahlzeit einnehmen.
Leinöl ist sehr leicht verdaulich und bewirkt keine Gewichtszunahme. In unseren Handbüchern Nr. 19 und Nr. 4 erfahren Sie mehr über die grosse Bedeutung der Öle und Fettsäuren.

Suppen

Bei Rezepten von über 250 Kalorien halbiere man die Mengen.
Die Suppen sind – ausser der *Gemüsebrühe,* die für zwei bis drei Tage berechnet ist – für *eine* Portion berechnet, da man in einem kleinen Haushalt, wo nicht täglich frische Gemüsebrühe zubereitet werden kann, an deren Stelle auch gewöhnliches Wasser und als Geschmacksbeigabe ein biologischer Reform-Hefe-Extrakt flüssig oder in Pastenform oder vegetarische Gemüse-Bouillonwürfel verwenden kann. Man achte darauf, dass keine Geschmacksverstärker, wie Glutamat, darin enthalten sind.
Rahm verfeinert jede Suppe und jedes Gemüse, statt Rahm kann aber meistens

auch Milch verwendet werden. Auch Reismilch, die heute in biologischer Qualität vielerorts erhältlich ist, eignet sich für die Verfeinerung sehr.
Reform-Hefe-Extrakt ist ein sehr Vitamin B-reiches Hefeprodukt (reich an Glutathion und Lezithin). Es gibt im Reformhaus auch salzlosen Hefe-Extrakt, was bei Bluthochdruck sehr wichtig ist.

47. Gemüsebrühe (4 Portionen)
Man wählt die Gemüse je nach Jahreszeit, z. B. Sellerie, Rübchen, etwas Kohl oder Kohlrabi, Lauch, Tomaten und Zwiebeln. Auch harte, aber gesunde Gemüseteile können verwendet werden, sowie Schalen von Kartoffeln usw.
10 g Olivenöl oder Reform-Pflanzenfett
1 Zwiebel
2 Rübchen
1 kl. Sellerie
Kohl-, Mangoldblätter
1 Lauchstengel
1–1 1/2 l Wasser, kalt, mit Liebstöckel, Basilikum oder andere frische oder getrocknete Kräuter
1/2 Lorbeerblatt
Zwiebel mit der braunen Schale halbieren und Schnittfläche dunkelrösten.
Die Gemüse kleinschneiden, dazugeben, mindestens 1/4 Std. zugedeckt auf kleiner Flamme dämpfen.
Mit dem Wasser ablöschen und 2 Std. auf kleiner Flamme kochen, nach Belieben würzen.
K = 77 E = – F = 8 g KH = 0 g (0 BE)

48. Gemüsebouillon (für 1 Portion)
2 1/2 dl (ungefähr) Gemüsebrühe
evtl. etwas Reform-Hefe-Extrakt
5 g Butter, frisch
Die heisse Gemüsebrühe über Butter und Kräutern anrichten.
Würzen mit: Petersilie, Schnittlauch, frischgehackten Kräutern.
K = 56 E = – F = 6 g KH = 0 g (0 BE)

Suppen-Einlagen

49. Eierstich*
1 kleines Ei
Ganz wenig Salz
75 g Milch (1 1/2 dl)
Muskat, gerieben
Ei mit einer Prise Salz schlagen, die angewärmte Milch dazugeben und weiterschlagen. In ausgebutterte Auflaufform oder in Tassen geben und im Wasserbad zugedeckt 25–30 Min. leise kochen lassen, bis die Masse fest geworden ist; den erkalteten Eierstich stürzen und in Würfelchen schneiden.
K = 121 E = 8 g F = 8 g KH = 4 g (0 BE)

50. Griessklösschen*
10 g Butter
10 g feiner Griess
1/2–1 Ei
200 g Gemüsebrühe (= 2 dl)
Schaumig rühren.
Mit der Butter gut vermengen und 1/2 Std. ruhen lassen. Mit Teelöffel zu Klösschen formen und in die kochende Gemüsebrühe geben und 15–20 Min. leicht ziehen lassen.
Würzen mit: Majoran, Muskat.
K = 200 E = 7 g F = 15 g KH = 8 g (= 1/2 BE)

51. Goldwürfelchen*
25 g Vollkornbrot
1/2–1 Ei, zerquirlt
10–20 g Milch
5 g Olivenöl oder Reform-Pflanzenfett
In gleichmässige Würfelchen schneiden.
Vermischen, darübergiessen und aufsaugen lassen.
Die Würfelchen darin goldgelb backen.
K = 173 E = 8 g F = 9 g KH = 12 g (= 1 BE)

52. Sagosuppe mit Gemüseeinlagen
(Sagostärke ist ein geschmacksneutrales Verdickungsmittel aus granulierter Stärke, das aus dem Mark des Stammes der Echten Sagopalme gewonnen wird)

10 g Sago
500 g Gemüsebrühe
5 g Olivenöl oder Reform-Pflanzenfett
30 g Rübchen, in kleine Würfelchen geschnitten
30 g Sellerie, in kleine Würfelchen geschnitten
30 g Lauch, feine Streifchen
In die kochende Gemüsebrühe einrühren.
Gut durchdämpfen, zur Gemüsebrühe geben und 1/2 Std. kochen, dann in die Suppenschüssel geben.
Würzen mit: Phag, Reformhefe-Extrakt, Petersilie, Suppengrün, Schnittlauch (in die Suppenschüssel geben).
K = 123 E = 1 g F = 8 g KH = 11 g (= 1 BE)

NB.: Die Gemüse können auch alle in feine Streifchen geschnitten werden, wie für Julienne-Suppe.

53. Reissuppe, klare
5 g Olivenöl oder Reform-Pflanzenfett
1/4 Zwiebel, gehackt
20 g Rübchen
20 g Sellerie
25 g Lauch
10 g Reis
500 g Gemüsebrühe, heiss, Schnittlauch
Dünsten.
Alles miteinander dämpfen.
Beifügen und 15–20 Min. kochen.
In die Suppenschüssel geben.
K = 145 E = 2 g F = 9 g KH = 14 g (= 1 BE)

54. Reissuppe, italienisch
5 g Olivenöl oder Reform-Pflanzenfett
60 g Gemüse, feingewürfelt (Rübchen, Zwiebeln, Selleriestengel)
100 g Spinat, klein geschnitten
15 g Reis
500 g Wasser
5 g Butter
10 g Käse, fein geraffelt

Dämpfen, bis das Gemüse Farbe angenommen hat.
Mitdämpfen, bis der Saft eingekocht ist.
Beifügen und 20 Min. kochen.
In die Suppenschüssel geben.
Darüberstreuen.
K = 214 E = 7 g F = 8 g KH = 18 g (= 1 1/2 BE)

55. Sojasuppe
5 g Olivenöl oder Reform-Pflanzenfett
20 g Zwiebel, gehackt
10 g Sojamehl
50 g Tomaten, geschält und in Würfel geschnitten
500 g Gemüsebrühe
etwas Salz
Dünsten.
Nach und nach dazugeben.
1/4 Std. kochen.
K = 138 E = 4 g F = 10 g KH = 6 g (= 1/2 BE)

56. Haferschleimsuppe
20 g Haferflocken
500 g Wasser und evtl. etwas Salz
10 g Rahm
Aufkochen, 30–40 Min. kochen lassen, dann passieren.
Am Schluss dazugeben zum Verfeinern.
K = 81 E = 2 g F = 3 g KH = 11 g (= 1 BE)

57. Tomatensuppe, erste Art
10 g Olivenöl oder Reform-Pflanzenfett
etwas Zwiebel
20 g Rübchen
40 g Sellerie
25 g Lauch
Knoblauchzehe
etwas Rosmarin
100 g Tomaten
500 g Gemüsebrühe
evtl. etwas Tomatenpüree
5 g Butter oder
10 g Rahm
etwas Schnittlauch
Heiss werden lassen.
Alles kleinschneiden, mit dem Reform-Pflanzenfett gut durchdämpfen.
Beifügen, alles 1/2 Std. kochen lassen und dann passieren.

In die Suppenschüssel geben.
Fein schneiden und dazugeben.
K = 197 E = 2 g F = 15 g KH = 11 g
(= 1 BE)

58. Tomatensuppe, zweite Art*
200 g Sommertomaten, reife
2 g Zitronensaft oder
20 g Rahm
In Stücke schneiden, kurz aufkochen, passieren.
Dazugeben und die Suppe lauwarm oder kalt servieren.
K = 88 E = 3 g F = 5 g KH = 7 g (= 1/2 BE)

59. Rübchensuppe
5 g Olivenöl oder Reform-Pflanzenfett
etwas Zwiebel
40 g Rübchen, geschnitten
500 g Gemüsebrühe
100 g Milch
5 g Kümmel
10 g Rahm
Dämpfen.
Beifügen, 1/2 Std. kochen, passieren.
Dazugeben.
In die Suppenschüssel geben.
Würzen mit: Selleriekraut oder Liebstöckel oder Majoran.
K = 182 E = 3 g F = 14 g KH = 9 g
(= 1 BE)

60. Spinat- oder Mangoldsuppe
5 g Olivenöl oder Reform-Pflanzenfett
mit etwas Zwiebel und
1/2 Knoblauchzehe
10 g Sojamehl
500 g Gemüsebrühe
5 g Milch
50 g Spinat
10 g Rahm
Dünsten.
Beifügen und 20 Min. kochen.
Mixen (Spinat fein hacken) und in die fertige Suppe geben (nicht mehr kochen).
In die Suppenschüssel geben.
Würzen mit: Muskat, Petersilie, Schnittlauch, Reform-Hefeextrakt, evtl. Salbeiblätter
K = 182 E = 3 g F = 14 g KH = 9 g
(= 1 BE)

61. Blumenkohlsuppe
5 g Olivenöl oder Reform-Pflanzenfett
10 g Sojamehl
100 g Blumenkohl
500 g Gemüsebrühe
Spitze von Lorbeerblatt
wenig Basilikum
Blumenkohlröschen
10 g Rahm
Dünsten.
Röschen separat kochen
Strunkteile in kleine Stücke schneiden und etwas mitdämpfen.
Beifügen, 3/4 Std. kochen und passieren.
Als Einlage in die Suppenschüssel geben.
Zum Verfeinern dazugeben.
K = 182 E = 3 g F = 14 g KH = 9 g
(= 1 BE)

62. Selleriesuppe
5 g Olivenöl oder Reform-Pflanzenfett
mit 1/2 Zwiebel, gehackt
60 g Sellerie, kleingeschnitten
12 g Sojamehl
500 g Gemüsebrühe
1/4 Lorbeerblatt
Liebstöckel
10 g Rahm
Dämpfen.
Darüberstreuen, mitdünsten.
Beifügen, 3/4 Std. kochen, passieren.
In die Suppenschüssel geben.
K = 182 E = 3 g F = 14 g KH = 9 g
(= 1 BE)

63. Kerbelsuppe
5 g Olivenöl oder Reform-Pflanzenfett
mit etwas Zwiebel
60 g Kartoffeln, in Würfel geschnitten
5 g Sojamehl
500 g Gemüsebrühe
5 g Kerbel, gehackt
5 g Rahm
Dünsten.
Beifügen, 1/2 Std. kochen und passieren.
In die Suppenschüssel geben.

K = 182 E = 3 g F = 14 g KH = 9 g
(= 1 BE)

64. Frühlingssuppe
5 g Olivenöl oder Reform-Pflanzenfett
10 g Sojamehl
500 g Wasser oder Gemüsebrühe
etwas Zwiebel
10 g Spinatblätter
zarte Rübchen
50 g Milch
10 g Rahm
Leicht dünsten.
Beifügen, 1/2 Std. kochen.
Spinatblätter fein wiegen, der Suppe beifügen.
In die Suppenschüssel geben.
Würzen mit: Liebstöckel, Sauerampfer-, Brennnessel- oder Löwenzahnblättern.
K = 182 E = 3 g F = 14 g KH = 9 g
(= 1 BE)

65. Kartoffelsuppe
5 g Olivenöl oder Reform-Pflanzenfett
20 g Lauch
30 g Sellerie
30 g Rübchen
100 g Kartoffeln, in Stücke geschnitten
5 g Sojamehl
500 g Gemüsebrühe
etwas Majoran
10 g Rahm
Schnittlauch
Gut durchdämpfen.
Darüberstreuen.
Beifügen, 1/2 Std. kochen und passieren.
In die Suppenschüssel geben.
Darüberstreuen.
K = 234 E = 5 g F = 12 g KH = 25 g
(= 2 BE)

66. Kartoffelsuppe mit Lauch
5 g Olivenöl oder Reform-Pflanzenfett
50 g Lauch, in feine Streifchen geschnitten
8 g Sojamehl
500 g Gemüsebrühe
60 g Kartoffeln, kleingeschnitten
5–10 g Rahm
Gut durchdämpfen.
Darüberstreuen.
Beifügen.
Dazugeben und weichkochen.
In die Suppenschüssel geben.
Würzen mit: Reform-Hefeextrakt, Basilikum, Majoran, getrockneten Steinpilzen.
K = 207 E = 5 g F = 13 g KH = 17 g
(1 1/2 BE)

67. Kartoffelsuppe mit Sojamehl
12 g Sojamehl
500 g Gemüsebrühe
60 g Kartoffeln, kleingeschnitten
etwas Salz
Kümmel, evtl. Majoran
10 g Käse, gerieben
10 g Rahm
Rösten und ablöschen.
Beifügen und weichkochen.
In die Suppenschüssel geben.
K = 207 E = 8 g F = 12 g KH = 15 g
(= 1 1/2 BE)

68. Kohlsuppe mit Kartoffeln
5 g Olivenöl oder Reform-Pflanzenfett
etwas Zwiebel
80 g Kohl, fein geschnitten
5 g Sojamehl
50 g Kartoffeln, in Scheiben geschnitten
500 g Wasser
etwas Salz
10 g Rahm
Gut durchdämpfen, bis der Kohl zusammenfällt.
Darüberstreuen und kurz mitdämpfen.
Beifügen und 1/2 Std. kochen.
In die Suppenschüssel geben.
Würzen mit: Dill oder Kümmel.
K = 149 E = 4 g F = 8 g KH = 15 g
(= 1 1/2 BE)

69. Minestra
10 g Olivenöl oder Reform-Pflanzenfett
etwas Zwiebel
50 g Lauch
einige Sellerieblätter
50 g Mangoldblätter
500 g Gemüsebrühe (oder Wasser)
5 g Liebstöckel oder Thymian

1/4 Knoblauchzehe
15 g Reis
10 g Butter
Dünsten.
Kleinschneiden und langsam mitdämpfen.
Beifügen und 1/2 Std. kochen.
Mitkochen (15–20 Min.)
Beifügen, zum Verfeinern.
Würzen mit: Basilikum, Peterli, Schnittlauch.
K = 153 E = 3 g F = 9 g KH = 14 g
(= 1 BE)

70. Minestrone
5 g Olivenöl oder Reform-Pflanzenfett
etwas Zwiebel, gehackt
30 g Lauchstengel, Streifchen
30 g Sellerie, Würfelchen
30 g Rübchen, Würfelchen
50 g Kohl, Streifchen
50 g Kartoffeln, Würfelchen
einige Mangold- oder Spinatblätter
100 g reife Tomaten oder
5 g Tomatenpüree, verdünnt
500 g Gemüsebrühe oder Wasser
15 g Reis oder Sojateigwaren
10 g Käse, gerieben
Leicht dünsten.
Dazugeben und alles gut durchdämpfen.
Gemüse kurz mitdämpfen.
Beifügen und 1 Std. auf kleiner Flamme kochen.
15 Min. mitkochen.
In die Suppenschüssel geben.
Würzen mit: etwas Salz, Liebstöckel, Thymian oder anderen Kräutern.
K = 274 E = 8 g F = 13 g KH = 32 g
(= 2 1/2 BE)

NB.: Die Gemüse können je nach Jahreszeit und Geschmack zusammengestellt werden. Würfelchen von jungen Zucchetti, von gelbem Kürbis anstelle der Kartoffeln, Spitzen von wilden Spargeln, grüne Bohnen usw.

Gemüse

Auch für die gekochten Gemüse gelten die Grundregeln für Nährwerte und Zubereitung wie für Rohkost (Sauberkeit, Frische und sorgfältige Zubereitung). Beinahe alle Gemüse können im eigenen Dampf oder mit nur wenig Gemüsebrühe gekocht werden. Wo Gemüse kurz im Salzwasser gekocht werden müssen, kann man das Wasser zu Saucen oder Suppen verwenden. Nur Spargel macht eine Ausnahme, da das Spargelwasser der Gesundheit nicht zuträglich ist.
Wo frische Gemüse schwer erhältlich sind, können tiefgekühlte Gemüse verwendet werden (jeweils auftauen und dann sofort verwenden). Wichtig ist es, *sehr wenig* Salz zu allen Speisen zu verwenden wegen der Gefahr, Bluthochdruck zu erzeugen. Mit geschickter Dosierung der Kräuter ersetzt man leicht das Salz.

71. Spinat, ganze Blätter, 1. Art
Den Spinat verlesen, dicke Stiele entfernen, gründlich waschen und abtropfen lassen.
5 g Olivenöl oder Reform-Pflanzenfett
etwas Zwiebel, gehackt
1/2 Knoblauchzehe, gehackt
250 g Spinat, junger
etwas Salz
Muskat
Goldgelb dünsten.
Beifügen und zugedeckt auf kleiner Flamme dämpfen.
Würzen mit: etwas Reform-Hefeextrakt
K = 101 E = 7,5 g F = 5 g KH = 7 g
(= 1/2 BE)
Ausgewachsener Winterspinat muss evtl. kurz in Salzwasser abgewellt werden, da er sonst bitter schmeckt.

72. Spinat, ganze Blätter, 2. Art*
250 g Spinat
5 g Butter, flüssig
10 g Käse, gerieben
Zubereitung wie oben.

Über den angerichteten Spinat geben.
K = 143 E = 10 g F = 8 g KH = 16 g
(= 1 1/2 BE)

73. Spinat, ganze Blätter, 3. Art
250 g Spinat
5 g Olivenöl oder Reform-Pflanzenfett
1/4 Zwiebel, gehackt
10 g Pinienkerne
evtl. etwas Wasser dazugeben
In die Pfanne geben, zudecken und auf kleiner Flamme dämpfen.
Goldgelb dünsten, Spinat dazugeben und leicht weiter dämpfen.
K = 159 E = 8 g F = 10 g KH = 9 g
(= 1 BE)

74. Spinat, gehackt, 2. Art*
Vorbereiten wie unter „Ganze Blätter, 1. Art“
250 g Spinat
10 g Olivenöl oder Reform-Pflanzenfett
1/4 Zwiebel
15 g Rahm
evtl. 50 g Spinat, roh
In die Pfanne geben, zudecken und auf kleiner Flamme dämpfen, bis der Spinat Wasser gezogen hat, abtropfen. Dann durch die Hackmaschine geben oder fein wiegen.
Kurz dünsten und den Spinat dazugeben, erhitzen.
Beifügen.
Mixen oder fein wiegen und zum fertigen Spinat geben.
Würzen mit: Pfefferminzblättern, Salbei, Petersilie.
(Winterspinat evtl. zuerst abwellen.)
K = 189 E = 10 g F = 12 g KH = 8 g
(= 1/2 BE)

75. Lattich
250 g Lattich
500 g Wasser
10 g Olivenöl oder Reform-Pflanzenfett
1/4 Zwiebel
100 g Gemüsebrühe
10 g Rahm
Halbieren, in halbweich kochen, zusammenlegen und in feuerfeste Form geben.
Goldgelb dünsten und über das Gemüse geben.
Beifügen und ca. 30–40 Min. im Ofen schmoren.
5 Min. vor dem Anrichten darübergiessen.
K = 155 E = 5 g F = 12 g KH = 5 g
(= 1/2 BE)

76. Endiviengemüse
250 g Endivien
Dieselbe Zubereitung wie oben beim Lattich.
K = 131 E = 4 g F = 10 g KH = 5 g
(= 1/2 BE)

77. Chicorée
200 g Chicorée, gerüstet
5 g Olivenöl oder Reform-Pflanzenfett und
50 g Milch
50 g Gemüsebrühe
ganz wenig Salz
evtl. einige Tropfen Zitrone
5 g Butter
Strunkteil im Kreuz einschneiden.
Erhitzen in Pfanne, dann Chicorée dazugeben.
Dazugiessen und zugedeckt auf kleiner Flamme 1/2 Stunde dämpfen.
Über die angerichtete Chicorée geben.
K = 97 E = 3 g F = 7 g KH = 5 g (= 1/2 BE)

78. Chicorée polonaise*
200 g Chicorée
1 Ei, hartgekocht
5 g Butter
Zubereiten wie vorstehende Art.
Fein wiegen und über die angerichtete Chicorée geben.
Zum Verfeinern.

NB.: Anstelle von flüssiger Butter kann mit Nuss- oder Mandelmus verfeinert werden.
Würzen mit: Zwiebeln, Petersilie, Schnittlauch
K = 143 E = 9 g F = 9 g KH = 5 g (= 1/2 BE)

79. Krautstiele*
200 g Krautstiele, gerüstet
5 g Olivenöl oder Reform-Pflanzenfett
30 g (= 1/4) Zwiebel, gehackt
50 g Gemüsebrühe
etwas Zitronensaft
10 g Rahm, mit Eigelb verfeinert
In 3 cm-lange Stücke schneiden.
Dämpfen.
Beifügen und zugedeckt auf kleiner Flamme 1/2 bis 3/4 Std. weichkochen.
Dazugeben.
K = 126 E = 8 g F = 5 g KH = 9 g (= 1 BE)

80. Krautstiele oder falscher Spargel
300 g Krautstiele, gerüstet
5 g Olivenöl oder Reform-Pflanzenfett
1/4 Zwiebel, gehackt
30 g Milch oder etwas Zitronensaft
50 g Gemüsebrühe
In 10 cm-lange Stücke schneiden.
Dünsten, darübergeben.
Beifügen und auf kleiner Flamme 1/2 bis 3/4 Std. weichkochen.

NB.: Der „Spargel" kann auch mit geriebenem Käse und 5 g flüssiger Butter übergossen werden – oder Quarksauce dazu servieren.
K = 137 E = 7 g F = 6 g KH = 10 g (= 1 BE)

81. Stangensellerie
200 g Stangensellerie, gerüstet
5 g Olivenöl oder Reform-Pflanzenfett
1/4 Zwiebel, gehackt
50 g Gemüsebrühe
30 g Milch oder wenig Zitronensaft
In 8 cm-lange Stücke schneiden.
Dazugeben und alles dünsten.
Beifügen und 1/2 bis 3/4 Std. weichkochen.
Würzen mit: Selleriekraut
K = 101 E = 3 g F = 5 g KH = 9 g (= 1 BE)

82. Fenchel
Zähe Teile wegschneiden, halbieren und waschen
1 grösseren oder zwei kleinere Fenchel
5 g Olivenöl oder Reform-Pflanzenfett
etwas Zwiebeln
50 g Gemüsebrühe
30 g Milch oder etwas Zitronensaft
etwas Salz
10 g Rahm* oder 10 g Käse*, gerieben
Halbieren und in die Pfanne legen.
Dünsten und darübergeben.
Dazugeben und Fenchel weichkochen.
Über die angerichteten Fenchel geben.
K = 189 E = 6 g F = 9 g KH = 20 g (= 1 1/2 BE)

83. Kardon
2–3 Stengel Kardon
5 g Olivenöl oder Reform-Pflanzenfett
etwas Zitronensaft
100 g Gemüsebrühe
Rüsten und in 10 cm-lange Stücke schneiden, in die Pfanne legen.
Flüssig darübergeben.
Alles 3/4 bis 1 Std. weichkochen.
Auf die Platte anrichten, mit 10 g Käse bestreuen und mit 5 g flüssiger Butter übergiessen.
Würzen mit: Liebstöckel
K = 193 E = 8 g F = 9 g KH = 18 g (= 1 1/2 BE)

84. Rübchen (Karotten, Mohrrüben) gedämpft
5 g Olivenöl oder Reform-Pflanzenfett
1/4 Zwiebel, gehackt
200 g Karotten (in Scheiben oder Stengelchen geschnitten)
100 g Gemüsebrühe
Dünsten.
Dazugeben und 1/2 bis 3/4 Std. weichkochen.
Würzen mit: Petersilie, Majoran oder Rosmarin
K = 119 E = 2 g F = 5 g KH = 16 g (= 1 1/2 BE)

85. Bohnen, grüne
5 g Olivenöl oder Reform-Pflanzenfett
1/4 Zwiebel, gehackt
wenig Knoblauch
250 g Bohnen
Bohnenkraut
Petersilie

100 g Gemüsebrühe
1–2 Tomaten, in kleine
Würfel geschnitten, etwas Salz
Dünsten.
Dazugeben, Mitdämpfen,
ungefähr 1 Std.
K = 147 E = 8 g F = 5 g KH = 15 g
(= 1 1/2 BE)

86. Dörrbohnen (getrocknete grüne)
30 g Dörrbohnen
(30 g gedörrte Bohnen = 265 g frische
Bohnen)
Über Nacht einweichen, dann abtropfen
lassen.
Zubereitung wie grüne frische Bohnen, Einweichwasser wiederverwenden, evtl. zuletzt etwas angerührtes Sojabohnen-Mehl zum Binden beifügen.
K = 147 E = 8 g F = 5 g KH = 15 g
(= 1 1/2 BE)

87. Sellerie gedämpft
5 g Olivenöl oder Reform-Pflanzenfett
1/4 Zwiebel
200 g Sellerie, gerüstet
5 g Zitronensaft oder
10 g Milch
100 g Gemüsebrühe
15 g Rahm
Dünsten.
In kleine viereckige Scheiben schneiden und dämpfen.
Beifügen und 1/2 bis 3/4 Std. weichkochen.
Zum Verfeinern beifügen.
K = 182 E = 3 g F = 9 g KH = 19 g
(= 1 1/2 BE)

88. Schwarzwurzeln gedämpft
150 g Schwarzwurzeln, gerüstet
5 g Olivenöl oder Reform-Pflanzenfett
1/4 Zwiebel
50 g Milch oder
5 g Zitronensaft
100 g Gemüsebrühe
5 g Rahm
In fingerlange Stücke schneiden, in die Pfanne legen.
Dämpfen, dazugeben.
Darübergiessen und zugedeckt alles auf kleiner Flamme 1 Std. kochen.
Zum Verfeinern dazugeben.
K = 200 E = 4 g F = 13 g KH = 27 g
(= 2 BE)

89. Randengemüse (Rote Bete)
Wurzelspitzen und Blätter bis etwa 2 cm abschneiden, gut waschen, ohne die Haut zu verletzen.
200 g Randen
in leicht gesalzenem Wasser
5 g Olivenöl oder Reform-Pflanzenfett
1/4 Zwiebel, gehackt
100 g Gemüsebrühe
1/4 Lorbeerblatt
wenig Kümmel
5 g Sojamehl, kalt angerührt
5 g Rahm
5 g Zitronensaft
Weichkochen, 2–3 Std. (oder in Dampfkochtopf etwa 25 Min.), schälen, dann in feine Scheiben schneiden.
Dünsten, dann das Gemüse beifügen.
Dazugeben, alles gut vermengen und
1/4 Std. leicht kochen.
Zum Binden beimischen.
K = 154 E = 4 g F = 7 g KH = 17 g
(= 1 1/2 BE)

90. Topinambur
200 g Topinambur
5 g Olivenöl oder Reform-Pflanzenfett
1/4 Zwiebel, gehackt
10 g Rahm
Wie Kartoffeln in der Schale kochen, schälen und in Scheiben schneiden.
Dünsten und Topinambur mitdämpfen.
Zum Verfeinern beifügen.
K = 211 E = 4 g F = 7 g KH = 32 g
(= 2 1/2 BE)

91. Tomatengemüse
Die Tomaten mit kochendem Wasser überbrühen und schälen (sehr reife Tomaten können auch ohne Überbrühen geschält werden).
5 g Olivenöl oder Reform-Pflanzenfett
10 g Öl

¼ Zwiebel, gehackt
250 g Tomaten
1 Prise Salz
ein wenig Knoblauch
5 g Sojamehl
In der Bratpfanne leicht bräunen.
In Stücke schneiden, zu den Zwiebeln geben und mitdämpfen, bis sie etwas eingekocht sind.
Beifügen und fertig kochen.
Zum Binden nehmen.
Reichlich gehackte Petersilie, Schnittlauch oder andere Kräuter über die angerichteten Tomaten geben.
Würzen mit: Rosmarin, Majoran, Basilikum, Lorbeer.
K = 207 E = 4 g F = 15 g KH = 11 g (= 1 BE)

92. Tomaten gedämpft
200 g Tomaten
5 g Butter
Halbieren und auf eingefettetes Blech oder in feuerfeste Form geben.
Butter in Flocken (oder etwas Olivenöl) auf jede Hälfte geben und im Ofen kurz backen.

NB.: Nach Belieben kann eine Tomate im Mixer oder Multimix oder ganz fein gehackt werden, dann mit 5 g Rahm vermischen, rasch aufkochen und über die angerichteten Tomaten giessen.
Würzen mit: Petersilie, Zwiebeln (gedünstet auf die Tomaten geben).
K = 88 E = 2 g F = 6 g KH = 7 g (½ BE)

93. Tomaten mit Käsescheiben*
200 g Tomaten
30 g Käse
Zubereiten wie oben.
In dünne Scheiben in der Grösse der Tomaten schneiden und auf halbierte Tomaten legen, im Ofen backen, bis der Käse geschmolzen ist.
K = 162 E = 10 g F = 10 g KH = 7 g (= ½ BE)

94. Tomaten gefüllt
200 g Tomaten
15 g Reis (5 g pro Tomate)
5 g Butter
Kräuter, evtl. Gemüsebrühe
Evtl. mit 10 g geriebenem Käse* bestreuen.
Deckel abschneiden und aushöhlen, Tomatenmark hacken und mit 5 g ungekochtem Reis pro Tomate vermischen, je nach Belieben mit Kräutern würzen, in ausgehöhlte Tomaten einfüllen.
Butter in Flöckchen daraufgeben, mit dem abgeschnittenen Deckel zudecken.
Im Ofen bis 30 Min. bei guter Unterhitze backen.
Würzen mit: Zwiebeln, Knoblauch, Rosmarin, Thymian, Basilikum, Petersilie, Schnittlauch.
K = 172 E = 5 g F = 8 g KH = 18 g (= 1 ½ BE)

95. Amerikanische Tomaten*
200 g schöne Tomaten
1 Ei, hart gekocht
10 g Mayonnaise
etwas kalte Gemüsebrühe
Cornichons, evtl. Kresse und Radieschen
Beides in Scheiben schneiden und abwechslungsweise schuppenartig auf einer Platte anrichten, ganz leicht salzen.
Mit der kalten Gemüsebrühe verdünnen, über die angerichteten Tomaten geben.
Zum Garnieren verwenden.
K = 200 E = 8 g F = 15 g KH = 7 g (= ½ BE)

96. Tomaten à la Provence
200 g Tomaten
etwas Salz
10 g Käse, gerieben
5 g Rahm oder 15 g Milch
20 g Zwiebeln, gehackt
10 g Petersilie
Tomaten halbieren und mit etwas Salz bestreuen, auf ein eingefettetes Blech geben.
Vermischen und mit einem Löffel auf die Tomaten verteilen, im Ofen kurz backen.

K = 110 E = 6 g F = 6 g KH = 10 g
(= 1 BE)

97. Tomaten mit Rührei*
150 g Tomaten
etwas Salz
1 Ei
5 g Rahm
5 g Olivenöl oder Reform-Pflanzenfett
Halbieren und auf eingefettetes Blech oder in feuerfeste Form legen.
Mit Schneebesen schlagen.
In der Omelettenpfanne zergehen lassen und die Eiermasse auf kleiner Flamme rühren, bis sie leicht flockig wird. Dann sofort auf die angerichteten Tomaten geben.
K = 156 E = 7 g F = 10 g KH = 6 g
(= 1/2 BE)

98. Zucchetti
Die Zucchetti, oder Zucchini genannt, sollen möglichst jung und zart, klein und schmal gewählt werden. Gut waschen und nur die beiden Enden abschneiden.
5 g Olivenöl oder Reform-Pflanzenfett
1/4 Zwiebel, gehackt
200 g Zucchetti
etwas Salz
Rosmarin, Dill, Petersilie
5 g Rahm
Dünsten.
In Würfel schneiden (bei ausgewachsenen Zucchettis den inneren Kernenteil entfernen).
Beifügen und evtl. mit etwas Gemüsebrühe weich schmoren.
Rahm beifügen zum Verfeinern.
K = 107 E = 3 g F = 6 g KH = 10 g
(= 1 BE)

99. Zucchetti 2. Art
200 g Zucchetti
5 g Olivenöl
etwas Salz
Halbieren und in eine flache Pfanne geben.
Darübergeben und im Ofen, oder gut zugedeckt, auf kleinem Feuer schmoren (wenn nötig, etwas Gemüsebrühe dazugeben).
Würzen mit: Rosmarin, Dill, Petersilie.
Servieren mit: *Tomatensauce,* wie folgt zubereiten:
50 g Tomaten
etwas Salz
10 g Rahm*
In Stücke schneiden, weichdämpfen und passieren.
Rahm zum Verfeinern dazugeben.
(oder Reform-Pflanzenfett oder 5 g frische Butter)

Tomatensauce dazu: 2. Art
5 g Olivenöl oder Reform-Pflanzenfett
1/4 Zwiebel
50 g Tomaten, geschält
etwas Salz
Basilikum, Rosmarin oder Thymian
Dünsten.
In Würfel schneiden.
Dazugeben.
Alles weichdämpfen
K = 133 E = 2 g F = 11 g KH = 5 g
(= 1/2 BE)

100. Peperoni (Paprikaschoten), grüne oder gelbe, gedämpft
Eignen sich mehr als Beigabe zu anderen Gerichten.
200 g Peperoni
50 g Zwiebel
10 g Olivenöl
In feine Streifen schneiden.
Alles in der Bratpfanne zugedeckt 1/2 Std. dämpfen.
Würzen mit: Knoblauch, Rosmarin, Basilikum, Petersilie.
K = 171 E = 3 g F = 11 g KH = 15 g
(= 1 1/2 BE)

101. Peperoni (Paprikaschoten) gefüllt*
200 g Peperoni
mit ganz wenig Salz bestreuen
5 g Olivenöl oder Reform-Pflanzenfett
50 g Zwiebel, gehackt
30 g Reis
100 g Tomaten

5 g Käse, gerieben
5 g Butter
100 g Gemüsebrühe
In ausgebutterte, feuerfeste Form stellen.
Siehe unter „Tomatenreis" (Reis und Tomaten mit 5 g Reform-Pflanzenfett, 1/4 Knoblauchzehe, mit etwas Salz, dünsten, 20 g Gemüsebrühe beifügen, ungefähr 15–20 Min. kochen lassen, 5 g Käse, gerieben, dazugeben).
Alles in Peperoni einfüllen.
Darübergeben, mit Gemüsebrühe auffüllen, alles im Ofen 1/2 Std. backen.
K = 276 E = 6 g F = 12 g KH = 34 g
(= 3 BE)
NB.: Ausgewachsene Peperoni vor dem Präparieren kurz in Salzwasser abwellen oder 1 Std. in kaltes Wasser einlegen.

102. Peperonata
50 g Peperoni
50 g Zucchetti
50 g Auberginen
50 g Tomaten
1/4 Zwiebel
wenig Knoblauch
10 g Olivenöl
50 g Kartoffeln
Halbieren, entkernen und in Würfel schneiden.
Schälen und in grössere Würfel schneiden.
Fein hacken, dünsten,
Gemüse mitdämpfen.
In 1 cm-grosse Würfel schneiden, dazugeben und alles 1–1 1/2 Std. dämpfen.
Wenn zu viel Saft entsteht, abgedeckt eindämpfen.
Würzen mit: Rosmarin, Thymian oder Basilikum, Petersilie
K = 203 F = 4 g F = 10 g KH = 22 g
(= 2 BE)

103. Auberginen (Eierfrüchte)
150 g Auberginen, waschen, schälen
5 g Olivenöl oder Reform-Pflanzenfett
mit 1/4 Zwiebel, gehackt
etwas Salz
50 g Gemüsebrühe
Mit einigen gedämpften Tomatenhälften
oder mit etwas Tomatengemüse
In kleine Würfel schneiden.
Dünsten.
Auberginen dazugeben und dämpfen, bis sie weich sind.
Beifügen.
Garnieren.
K = 81 E = 2 g F = 5 g KH = 7 g
(= 1/2 BE)

104. Auberginen*
200 g Auberginen
10 g Olivenöl
50 g Tomaten
mit etwas Salz
20 g Käse, gerieben oder in Scheiben geschnitten
5 g Butter in Flöckchen
In Scheiben schneiden.
Weich backen, dann in Auflaufform geben.
In Scheiben geschnitten obenauf legen.
Darüberstreuen bzw. legen
Dazugeben und 1/2 Std. im Ofen backen.
K = 280 E = 8 g F = 21 g KH = 13 g
(= 1 BE)

105. Auberginen gefüllt
Vorbereiten wie 1. Auberginen-Rezept
200 g Auberginen (waschen, schälen)
10 g Olivenöl
100 g Gemüsebrühe
Füllung:
Reisfüllung (wie bei gefüllten Peperoni)
Halbieren, etwas aushöhlen und in eine feuerfeste Form legen, Schnittfläche nach oben, mit Öl bestreichen.
Bis zur Hälfte der Auberginen auffüllen und zugedeckt halbweich schmoren.
Einfüllen und zugedeckt fertigbacken.
K = 332 E = 6 g F = 18 g KH = 35 g
(= 3 BE)

106. Artischocken
Die Stengel dicht an den Artischocken abschneiden. Die untersten, harten Blätter entfernen und die Spitzen abschneiden; halbieren und Blüte herausschnei-

den, am laufenden Wasser waschen und Schnittfläche mit Zitronensaft einreiben.
150 g Artischocken
500 g Wasser und
5 g Zitronensaft
10 g Mayonnaise (Rezept Nr. 7* oder 8)
oder mit
15 g Vinaigrette (Rezept Nr. 195)
Zum Kochen bringen, die Artischocken darin weichkochen, etwa 3/4 Std.
Dann abtropfen lassen und auf warmer, mit Serviette belegter Platte anrichten und mit Mayonnaise oder Vinaigrette servieren.
K = 92 E = 4 g F = – KH = 18 g
(= 1 1/2 BE)

107. Artischocken, gedämpft
200 g Artischocken
mit etwas Salz
15 g Olivenöl
50 g Wasser
Die zarten, weichen Teile herausschneiden, waschen und mit Zitrone abreiben, in dünne Scheiben schneiden.
Bestreuen.
Weichdämpfen.
Weiter dünsten.
K = 261 E = 5 g F = 15 g KH = 24 g
(= 2 BE)

108. Römische Artischocken
200 g Artischocke
(2 kleinere oder eine grosse)
etwas Salz
Pfefferminzblätter, gehackt
kleine Knoblauchzehe
10 g Olivenöl
Wasser
Die äussersten Blätter von oben nach unten abziehen, bis nur der zarte Teil zurückbleibt, die Spitzen abschneiden, den Stiel bis zum Mark schälen und 5 cm lang lassen, mit Zitrone gut einreiben und die Blätter etwas öffnen. Salz darüberstreuen, Pfefferminz und Knoblauch in die Mitte geben. Den Boden der Pfanne mit Öl bedecken, die Artischocken hineinlegen und bei zugedeckter Pfanne dünsten. Einige Male umwenden, dann mit Wasser bis auf halbe Höhe der Artischocken auffüllen und so lange dämpfen, bis kein Wasser mehr vorhanden ist, dann noch kurze Zeit im Öl allein weiterdünsten.
K = 215 E = 5 g F = 10 g KH = 24 g
(= 2 BE)

109. Spargel
Den Spargel sorgfältig waschen, damit er nicht bricht, und dann schälen.
300 g Spargel
500 g Wasser
etwas Salz
10 g geriebenen Käse* und
5 g Butter
oder
20 g Sauce Mayonnaise, Rezept Nr. 7
oder 8
oder
20 g Sauce Vinaigrette, Rezept Nr. 195
dazu servieren.
In einer länglichen oder weiten Pfanne weich kochen während 20 bis 30 Min., mit Schaumlöffel herausnehmen und auf einer mit Serviette belegten Platte anrichten.
Sauce darüber geben („schmelzen“).
K = 141 E = 8 g F = 8 g KH = 9 g
(= 1 BE)

110. Maiskolben
Nur Maiskolben verwenden, deren Körner noch zart und milchig sind. Die grünen Blätter und die Fäden entfernen.
2 mittlere Maiskolben in ca. 1/2 l =
500 g Wasser – Salzwasser
10–15 Min. weichkochen.
Auf einer heissen, mit gefalteter Serviette belegten Platte anrichten. 10 g Butter dazu servieren.
K = 184 E = 3 g F = 9 g KH = 19 g
(= 1 1/2 BE)

111. Blumenkohl
200 g Blumenkohl
500 g Wasser

Blätter und Strunk unter der Blume abschneiden, Strunkteil schälen, zarte Blätter beibehalten, 1 Std. in kaltem Wasser einlegen, nachher gut spülen. Weichkochen, 20–30 Min., dann auf heisser, tiefer Platte anrichten.
Würzen mit: ca. 15/20 g Buttersauce* mit Estragon, Zitrone oder ca. 10 g Butter, Petersilie, Schnittlauch
K = 134 E = 5 g F = 9 g KH = 8 g
(= 1/2 BE)

112. Blumenkohl Polonaise
200 g Blumenkohl
1/2 Ei, hart gekocht,
etwas Petersilie und
10 g geriebenem Käse
5 g flüssige (nicht braune) Butter
Wie oben zubereiten.
Fein wiegen, Käse mit Petersilie mischen, über den Blumenkohl streuen, Butter darübergiessen.
K = 173 E = 11 g F = 13 g KH = 8 g
(= 1/2 BE)

113. Broccoli (eine Art von Blumenkohl)
Zubereitung wie Blumenkohl
K = 173 E = 11 g F = 13 g KH = 8 g
(= 1/2 BE)

114. Stachys
5 g Olivenöl oder Reform-Pflanzenfett
20 g Zwiebeln, gehackt
200 g Stachys
50 g Gemüsebrühe
10 g Rahm oder
5 g Butter
Dünsten.
Weich dämpfen.
Zum Verfeinern (wie Selleriegemüse).
K = 224 E = 4 g F = 7 g KH = 34 g
(= 3 BE)

115. Rosenkohl, gedämpft
5 g Olivenöl oder Reform-Pflanzenfett
200 g Rosenkohl, gereinigt
500 g Gemüsebrühe
Leicht dämpfen.
Dazugeben, alles 1/2 Std. weichdämpfen.
Beim Anrichten mit 15 g flüssiger Butter* oder Olivenöl übergiessen.
Würzen mit: Basilikum oder Thymian.
NB.: Wenn der Rosenkohl nicht sehr zart ist, muss er vor dem Dämpfen kurz abgewellt werden.
K = 154 E = 9 g F = 28 g KH = 14 g
(= 1 BE)

116. Kohl oder Weisskraut, gedämpft
5 g Olivenöl oder Reform-Pflanzenfett
1/4 Zwiebel, gehackt
250 g Kohl, junger
50 g Gemüsebrühe
Basilikum oder Liebstöckel
(evtl. etwas Reform-Hefe-Extrakt),
dazu etwas Muskat, Kümmel.
Dünsten.
In 2 cm-breite Streifen schneiden.
Beifügen, dämpfen, bis das, Gemüse zusammenfällt, mit Gemüsebrühe ablöschen und auf kleinem Feuer 1/2 Std. weichkochen.
Zum Abschmecken.

NB.: Grüner, ausgewachsener Kohl muss zuerst kurz in Wasser abgewellt werden.
K = 106 E = 3 g F = 5 g KH = 10 g
(= 1 BE)

117. Kohl, gehackt
200 g Kohl
500 g Wasser
5 g Olivenöl oder Reform-Pflanzenfett
50 g Zwiebel, gehackt
etwas Knoblauch
100 g Gemüsebrühe
(oder halb Milch, halb Gemüsebrühe)
10 g Rahm
fl. Phag oder ein anderer Hefe-Extrakt, Muskat
In Stücke schneiden, weichkochen und abtropfen lassen, fein hacken.
Goldgelb dünsten.
Mit dem Kohl 1/4 Std. kochen.
Zum Verfeinern beifügen.
Würzen mit: Kümmel, Petersilie.
K = 142 E = 3 g F = 8 g KH = 11 g
(= 1 BE)

118. Federkohl
Zubereiten wie Kohl.
K = 142 E = 3 g F = 8 g KH = 11 g
(= 1 BE)

119. Saures Weisskraut
5 g Olivenöl oder Reform-Pflanzenfett
mit 1/4 Zwiebel, gehackt
250 g Weisskraut, fein geschnitten
oder gehobelt
5 g Zitronensaft und
50 g Gemüsebrühe,
etwas Kümmel und Salz
Dünsten.
Mitdämpfen.
Beifügen und 1 Std. zugedeckt kochen.
Würzen mit: wenig Knoblauch, Liebstöckel, Tomaten, Pilzen.
K = 67 E = 4 g F = 1 g KH = 11 g
(= 1 BE)

120. Sauerkraut
10 g Olivenöl oder Reform-Pflanzenfett
1/4 Zwiebel, gehackt
250 g Sauerkraut
25 g Gemüsebrühe
30 g Kartoffeln (roh)
Leicht dünsten.
Dazugeben, mit der Gabel leicht auflockern und kurz weiterdämpfen.
Beifügen und zugedeckt auf kleiner Flamme 1–2 Std. kochen.
10 Min. vor dem Anrichten hineinraffeln.
K = 173 E = 4 g F = 10 g KH = 16 g
(= 1 1/2 BE)

121. Rotkraut
5 g Olivenöl oder Reform-Pflanzenfett
1/4 Zwiebel, gehackt
250 g Rotkraut, fein hobeln
5–10 g Reis und
etwas Zitronensaft
100 g Gemüsebrühe und
50 g Traubensaft oder
Süssmost
80 g Äpfel, geschält, in Schnitze
geschnitten mit
5 g Butter bestreichen
mit
5 g flüssiger Butter
Dünsten.
Dazugeben und mitdünsten.
Ablöschen und auf kleiner Flamme
zugedeckt 1–1 1/2 Std. weichdämpfen.
Auf einem Blech im Ofen schmoren.
Überschmelzen.
K = 302 E = 5 g F = 14 g KH = 37 g
(= 3 BE)

122. Kohlrabi, gedämpft
200 g Kohlrabi
5 g Olivenöl oder Reform-Pflanzenfett
1/4 Zwiebel, gehackt
100 g Gemüsebrühe
etwas Salz
zarte Kohlrabi-Blätter, gehackt
10 g Rahm
Zuerst in 4 Stücke, dann in feine Scheiben schneiden.
Dünsten und das Gemüse beifügen.
Dazugeben und zugedeckt 1/2–1 Std. kochen.
Zuletzt beifügen.
Falls keine frischen, zarten Kohlrabi-Blätter vorhanden sind, kann man gehackte Petersilie beifügen.
Ganz zarte Kohlrabi können auch nur in 4 Stücke geschnitten und so gedämpft werden.
K = 135 E = 4 g F = 9 g KH = 10 g
(= 1 BE)

123. Lauchgemüse
200 g gerüsteter Lauch
5 g Olivenöl oder Reform-Pflanzenfett
50 g Gemüsebrühe
15 g Rahm
Evtl. 10 g geriebenen Käse* darüberstreuen.
In 10 cm-lange Stücke schneiden, in die Bratpfanne einschichten.
Dazugeben, langsam, zugedeckt schmoren lassen.
Zuletzt beifügen.
K = 197 E = 8 g F = 12 g KH = 13 g
(= 1 BE)

124. Zwiebelgemüse
5 g Olivenöl oder Reform-Pflanzenfett
150 g Perlzwiebeln
50 g Gemüsebrühe
Langsam dämpfen.
Beifügen und 3/4 Std. weiterdämpfen.
K = 112 E = 2 g F = 5 g KH = 14 g (= 1 BE)

125. Weisse Böhnchen mit Tomaten
50 g Böhnchen, weisse
150 g Gemüsebrühe
etwas Salz
5 g Olivenöl oder Reform-Pflanzenfett
1/4 Zwiebel, gehackt
100 g Tomaten
1/2 Knoblauchzehe
Über Nacht einweichen und abtropfen lassen.
Böhnchen darin weichkochen.
Dünsten.
Schälen und in Würfel schneiden, mitdünsten.
Alles zu den gekochten Böhnchen geben, für einige Min. weiterdämpfen.
K = 237 E = 12 g F = 5 g KH = 33 g (= 3 BE)

126. Mischgemüse
5 g Olivenöl oder Reform-Pflanzenfett
1/4 Zwiebel, gehackt
50 g Sellerie
50 g Rübchen
100 g Gemüsebrühe
50 g Blumenkohl
50 g Erbsen oder Bohnen
100 g Gemüsebrühe
100 g Spinat
5 g Reform-Pflanzenfett
20 g Zwiebel, gehackt
Dünsten.
In kleine Würfel schneiden und mitdämpfen.
Beifügen und gardämpfen,
In etwas Milchwasser weichkochen.
Alles weichdämpfen.
Klein schneiden und dämpfen, mit den fertiggekochten Gemüsen vermischen oder lagenweise anrichten.
Mit 5 g Butter abschmelzen.
NB.: Es können auch andere Gemüse für dieses Gericht verwendet werden.
K = 266 E = 9 g F = 15 g KH = 21 g (= 2 BE)

127. Füllungen für „gefüllte Gemüse“*
Reisfüllung:
30 g Reis
60 g Gemüsebrühe
1 Ei
15 g Käse, gerieben
Kräuter, gehackt
20 g Pilze, gehackt
Weich kochen.
Alle Zutaten mit dem gekochten Reis vermischen.
K = 236 E = 12 g F = 11 g KH = 22 g (= 2 BE)

Salate von gekochten Gemüsen

Rübchen, Sellerie, Randen, grüne Bohnen, Blumenkohl, Stachys eignen sich besonders für diese Salate.
Die Gemüse werden in Gemüsebrühe oder Salzwasser weich gekocht und nachher klein geschnitten (Würfelchen, Scheibchen, Röschen).
Mit Salatsauce, Rezept Nr. 6 angemacht oder mit Mayonnaise, Rezept Nr. 7 oder 8, verdünnt, angemacht.
Blumenkohl kann auch mit Mayonnaise, Rezept 7 oder 8 überzogen werden. Als Gewürze verwende man Zwiebeln und gehackte Kräuter.

128. Kartoffelsalat, 1. Art
200 g Kartoffeln in der Schale
50 g Gemüsebrühe, heiss
15 g Olivenöl mit
15 g Zitronensaft
5 g Rahm und
5 g Zwiebeln, gehackt
Kochen, dann schälen und in Scheiben schneiden.
Darübergeben und etwas stehen lassen.
Gut zerquirlen und mit den Kartoffeln vermischen.

Würzen mit: Borretsch, Schnittlauch, Peterli, Zitronenmelisse, Majoran, Thymian, Dill.
K = 328 E = 4 g F = 17 g KH = 40 g
(= 3 1/2 BE)

129a. Kartoffelsalat, 2. Art
200 g Kartoffeln (in der Schale)
100 g Gemüsebrühe
15 g Zitronensaft
5 g Zwiebeln, gehackt
etwas Salz, Muskat
14 g Mayonnaise, Rezept Nr. 7* oder 8
Kochen, dann die gekochten, noch heissen Kartoffeln schälen und in Scheiben schneiden.
Darübergeben und etwas stehen lassen.
Mit den Kartoffeln vermischen.
K = 271 E = 4 g F = 11 g KH = 39 g
(= 3 BE)

130. Kartoffelsalat mit Gurken
200 g Kartoffeln
50 g Gurke
10 g Olivenöl
10 g Zitronensaft
Zubereiten wie oben (Kartoffelsalat 1. Art)
Auf grober Raffel raffeln.
Dazugeben und mit Kartoffelsalat vermischen.
Würzen mit: Dill oder Borretsch, Schnittlauch, Petersilie, etwas fein geschnittener Zwiebel, (Schüssel mit Knoblauch ausreiben.)
K = 428 E = 4 g F = 37 g KH = 41 g
(= 3 1/2 BE)

131. Salade Niçoise*
80 g Kartoffeln, gekocht, geschält
80 g Tomaten
10 g Radieschen
1 Ei, hartgekocht
20 g Gurke
15 g Olivenöl
15 g Zitronensaft
Einige Kopfsalatblätter
In Scheiben schneiden.
Daraus Salatsauce zubereiten und mit den Gemüsen und dem Ei vermischen.
Kurz vor dem Servieren mit dem Salat vermischen.
Würzen mit: Petersilie, Schnittlauch oder Dill, Zitronenmelisse, Borretsch.
K = 301 E = 9 g F = 20 g KH = 20 g
(= 1 1/2 BE)

132. Reissalat
30 g Reis
150 g Wasser
15 g Öl
10 g Zitronensaft
10 g Zwiebeln, gehackt
50 g Tomaten, fein gewürfelt
Den Reis kochen, kurz abspülen und erkalten lassen.
Zu einer Sauce verquirlen, mit dem Reis vermischen.
Leicht daruntermischen.
Würzen mit: Schnittlauch, Petersilie oder Basilikum.
Den fertigen Salat auf Salatblättern anrichten, für festliche Gelegenheiten in Muscheln servieren.
K = 247 E = 2 g F = 16 g KH = 23 g
(= 2 BE).

133. Russischer Salat*
50 g Rübchen
50 g Sellerie
50 g Erbsen
50 g Schalenkartoffeln
15 g Zitronensaft
etwas Salz
15 g Mayonnaise, Rezept Nr. 7
In wenig Gemüsebrühe oder Salzwasser – jedes Gemüse für sich – weichkochen und erkalten lassen.
Rübchen, Sellerie und Kartoffeln in Würfelchen schneiden.
Mit dem erkalteten Gemüse vermischen.
Sorgfältig daruntermischen.
Mit Cornichons (kleinen Gewürzgurken), Tomaten, Kresse garnieren.
K = 378 E = 12 g F = 16 g KH = 45 g
(= 4 BE)

134. Selleriesalat mit Mayonnaise*
150 g Sellerie, roh
10 g Zitronensaft
10 g Baumnüsse, grob gehackt
15 g Mayonnaise und
10 g Rahm
In streichholzdünne Streifen schneiden, evtl. hobeln.
Mayonnaisesauce sorgfältig darunter-mischen.
K = 255 E = 4 g F = 19 g KH = 14 g
(= 1 BE)

135. Russische Eier*
1 Ei, hart gekocht
15 g Mayonnaise, Rezept Nr. 7
etwas Salz
wenig Reform-Hefeextrakt
Schälen, halbieren und das Eigelb herausnehmen, durch ein Haarsieb streichen. Mit dem Eigelb vermischen und mit dem Spritzsack in die ausgehöhlten Eier spritzen.

NB.: Diese Eier an festlichen Tagen zum Garnieren von Salatplatten verwenden. Evtl. einen Teil der Masse mit etwas feingehackten Kräutern oder mit etwas Tomatenpüree vermischen.
K = 207 E = 6 g F = 20 g KH = 1 g
(= 0 BE)

136. Gemüse-Sulz
200 g Gemüsebrühe, lauwarm
3–4 g Agar-Agar[1], pulverisiert
einige Tropfen Zitronensaft
etwas Reform-Hefeextrakt
etwas Salz
1 E, in Scheiben geschnitten
50 g Tomatenwürfeli
Cornichons, Salzgurken
50 g Blumenkohlröschen, gekocht
30 g Erbschen, gekocht
30 g Bohnen, gekocht

1 Agar-Agar ist eine pflanzliche Gallerte, die als Pulver gekauft werden kann und statt Gelatine für Gemüse- und Fruchtköpfchen, Saucen, Puddings usw. verwendet wird.

Agar-Agar in Gemüsebrühe auflösen und aufkochen.
Zum Würzen.
In ausgespülte Förmchen wenig Sulz einfüllen, fest werden lassen.
Mit Ei- und Gemüse-Scheibchen garnieren, dann wieder Gemüsebrühe darübergiessen, festwerden lassen, so wiederholen, bis das Förmchen gefüllt ist.
Die erkalteten Sülzchen stürzen und damit Salatplatten garnieren.
K = 151 E = 11 g F = 6 g KH = 10 g
(= 1 BE)

Belegte Brötchen

Allgemein beliebt sind die belegten Brötchen, entweder als Vorspeise oder für sommerliche Abendessen, auch als Proviant für Wanderungen und Reisen. Die verschiedenen Aufstriche und Zutaten lassen sich auf immer neue Weise verwenden. Je hübscher und frischer die Schnitten aussehen, desto appetitlicher sind sie. Beim Diabetiker ist das Brot dünn zu schneiden und nur Vollkornbrot zu wählen. Damit sich das Brot in dünne Scheiben schneiden lässt, sollte es wenigstens einen Tag alt sein.
Bei der Errechnung der Broteinheiten wurden jeweils 2 Scheiben = 40 g Brot zugrunde gelegt.
Weizen-Vollkorbrot:
In 100 g: K = 202 = EW = 7,1 g F = 0,9 g KH = 41,4 g = (3,5 BE)
Es sollen ausschliesslich Vollkornbrote verwendet werden.

137. Grund-Aufstriche
30 g Magerquark
5 g Butter
Schaumig rühren.
K = 163 E = 8 g F = 5 g KH = 20 g
(= 2 BE)
oder
40 g Rahmquark*
etwas Reform-Hefeextrakt
und Schnittlauch, Kräuter

Kümmel oder Tomatenpüree
Daruntermischen.
K = 135 E = 10 g F = 1 g KH = 21 g
(= 2 BE)
oder
10 g Kräuterbutter* mit
Dill oder Borretsch
mit etwas Zitronensaft
oder Milch
Vermischen.
K = 173 E = 3 g F = 9 g KH = 19 g
(= 1 1/2 BE)
oder
10 g Streichkäse*
5 g Rahm
Durch ein Sieb passieren und schaumig rühren.
K = 150 g E = 6 g F = 5 g KH = 19 g
(= 1 1/2 BE)
oder
30 g Emmenthaler* oder
Gruyère-Käse*
20 g Milch und evtl. etwas Kümmel
Fein gerieben, vermischen mit
1/2 Std. stehen lassen.
K = 234 E = 12 g E = 11 g KH = 21 g
(= 2 BE)
Als Brotaufstrich eignen sich auch Nuss- und Mandel-Mus.

Garnituren:
Die bestrichenen Brötchen können auf folgende Art garniert werden:
mit Rübchen- oder Sellerie-Rohkost.
mit Tomaten- (Scheiben, Würfelchen, etc.), Scheiben von frischen Gurken, Radieschen, Kresse, Zwiebelringen, Baumnüssen, Petersilie, Schnittlauch usw.
mit gehacktem Ei*, vermischt mit Mayonnaise*.
Kresse mit gehacktem Ei* und etwas Mayonnaise* oder Salatsauce.
Spargelspitzen mit Mayonnaise* usw.

Kartoffelgerichte

138. Kartoffeln in der Schale

gelbe oder rote Kartoffeln eignen sich besonders dazu.
120 g Kartoffeln
Wasser, mit etwas Salz
Abbürsten und waschen.
In Pfanne mit gelochtem Einsatz oder Drahtsieb, Wasser bis zum Einsatz. Kartoffeln hineingeben, zudecken und 30–40 Min. kochen oder im Dampfkochtopf nach Vorschrift.
K = 95 E = 2 g F = 0 g KH = 20 g
(= 1 1/2 BE)

139. Back-Kartoffeln

120 g Kartoffeln
5 g Olivenöl
Abbürsten, waschen.
Die Haut auf der oberen Seite drei bis viermal einritzen, mit Öl bepinseln und auf eingefettetem Blech bei mittlerer Hitze 30–40 Min. backen.
K = 141 E = 2 g F = 5 g KH = 20 g
(= 1 1/2 BE)

140. Quark-Kartoffeln

120 g Kartoffeln
5 g Olivenöl
Füllung:
50 g Magerquark
10 g Milch
Schnittlauch oder Kümmel
oder Majoran
Zurüsten wie oben, in die obere Seite der Kartoffel eine Rille schneiden und zubereiten wie Back-Kartoffeln.
Schaumig rühren und mit den anderen Zutaten vermengen.
Mit dem Dressiersack über die Rille der gebackenen Kartoffeln spritzen. (Diese Masse kann auch zu Back-Kartoffeln serviert werden.)
K = 205 E = 12 g F = 6 g KH = 23 g
(= 2 BE)

141. Kümmel oder Sesamsamen-Kartoffeln
120 g Kartoffeln, schmale, längliche
10 g Olivenöl
10 g Kümmel mit etwas Salz
Abbürsten, waschen, durch die schmale Mitte halbieren.
Vermischen und die Schnittfläche der Kartoffeln damit betupfen, mit der Schnittfläche nach unten auf eingefettetes Blech legen, mit Öl bepinseln und 3/4 Std. in mittlerer Hitze backen.
K = 195 E = 2 g F = 10 g KH = 23 g
(= 2 BE)

142. Bouillon-Kartoffeln
120 g Kartoffeln
100 g Gemüsebrühe
10 g Butter
Waschen, schälen, halbieren oder in Stücke schneiden und in Gemüsebrühe weichkochen.
Über die angerichteten Kartoffeln geben.
Würzen mit: Liebstöckel, Zwiebelschale, etwas Thymian, Lorbeer.
K = 187 E = 2 g F = 9 g KH = 23 g
(= 2 BE)

143. Petersilien-Kartoffeln
120 g Kartoffeln, geschält
wenig Wasser
10 g frische Butter
5 g Petersilie, gehackt
Der Länge nach in vier Stücke teilen.
Kartoffeln auf dem Sieb im Dampf kochen.
Zergehen lassen, Petersilie beifügen.
Mit Kartoffeln vermischen und dann anrichten,
K = 179 E = 2 g F = 8 g KH = 23 g
(= 2 BE)

144. Rahm-Kartoffeln
120 g Kartoffeln, geschält
5 g Olivenöl oder Reform-Pflanzenfett
100 g Gemüsebrühe
5 g Rahm, evtl. Milch
Petersilie
In Scheibchen schneiden, die Kartoffeln kurz dämpfen und mit der Gemüsebrühe weichkochen.
Zuletzt beigeben.
Darüberstreuen.
Würzen mit: Thymian, kl. Gewürznelke, Muskat, Reform-Hefeextrakt, Zwiebel goldgelb rösten.
K = 162 E = 3 g F = 7 g KH = 23 g
(= 2 BE)

145. Kartoffeln mit Tomaten
5 g Olivenöl oder Reform-Pflanzenfett
1/2 kleine Zwiebel
120 g Kartoffeln
100 g Gemüsebrühe
1 kleine Tomate
10 g Rahm
Die Zwiebel hellbraun rösten, die geschälten, in Scheiben geschnittenen Kartoffeln beifügen und mit der Gemüsebrühe halbweich kochen.
Schälen, in Schnitze schneiden, beifügen und fertigkochen.
Zuletzt dazugeben.
Würzen mit: Majoran oder Rosmarin oder Thymian, evtl. Muskat.
K = 144 E = 1 g F = 3 g KH = 25 g
(= 2 BE)

146. Kartoffelschnee
120 g Kartoffeln
100 g Wasser, mit etwas Salz
20 g Butter*, flüssig oder Olivenöl
Waschen, schälen und in Stücke schneiden.
Im Dampf, d.h. mit wenig Wasser weichkochen.
Darübergeben.
Würzen mit: getrockneten Tomaten, fein geschnitten darübergestreut, goldgelben Zwiebelringlein (gedämpft).
Alles durch die Kartoffelpresse direkt auf warme Platte spritzen.
K = 256 E = 2 g F = 17 g KH = 23 g
(= 2 BE)

147. Kartoffelpüree
180 g Kartoffeln
wenig Wasser

5 g Butter
50 g Milch
etwas Muskat
Schälen, in Stücke schneiden, im Dampf weichkochen, durch die Kartoffelpresse passieren.
Butter und Milch erwärmen, Kartoffeln dazugeben, schaumig rühren und würzen. Auf heisser Platte anrichten, ein Messer in heisses Wasser tauchen und Püree hübsch garnieren.
K = 225 E = 5 g F = 6 g KH = 37 g
(= 3 BE)

148. Kartoffelpfluten
180 g Kartoffeln
50 g Milch
10 g Butter* oder Olivenöl
Zubereiten wie Kartoffelpüree.
Kleine Schöpfkelle in flüssige Butter tauchen, Pfluten ausstechen und auf heisser Pfanne anrichten.
Würzen mit: Muskat.
K = 263 E = 5 g F = 10 g KH = 37 g
(= 3 BE)

149. Kartoffelküchlein
180 g Kartoffeln, geschält
1 Eigelb
5 g Sojamehl
5 g Olivenöl oder Reform-Pflanzenfett oder
Im Dampf weichkochen und passieren.
Alle Zutaten miteinander vermischen.
Küchlein formen und auf beiden Seiten backen.
Würzen mit: Muskat, Majoran, Basilikum.
K = 277 E = 8 g F = 11 g KH = 35 g
(= 3 BE)

150. Schmorkartoffeln
120 g Kartoffeln, geschält
100 g Gemüsebrühe
5 g Olivenöl oder Reform-Pflanzenfett
10 g Rahm* oder Olivenöl
Halbieren, mit der Schnittfläche nach unten in eine feuerfeste Platte legen.
Sauce darübergeben und im Ofen schmoren, bis die Gemüsebrühe eingekocht ist.
Umdrehen und weiterschmoren, bis die Schnittflächen leicht gebräunt sind.
Die Schmorkartoffeln mit der Schnittfläche nach oben anrichten und mit gehackter Petersilie bestreuen.
K = 174 E = 3 g F = 8 g KH = 23 g
(= 2 BE)

151. Prinzesskartoffeln*
120 g Kartoffeln
wenig Wasser
etwas Salz
10 g Käse, gerieben
1 Ei
100 g Milch
etwas Muskat und Salz
5 g Butter
Im Dampf kochen, schälen und in dickere Scheibchen schneiden, in eine feuerfeste Form geben.
Zutaten zerquirlen und darübergiessen.
Butter in Stückchen auf die Kartoffeln geben und im Ofen 10 bis 15 Min. backen.
K = 248 E = 8 g F = 11 g KH = 28 g
(= 2 BE)

152. Kartoffelrösti
180 g Kartoffeln
10 g Olivenöl oder Reform-Pflanzenfett
Kartoffeln, mit etwas darübergestreutem Salz
Einen Tag vor Gebrauch kochen, dann schälen und in dünne Scheiben schneiden oder auf grober Raffel raffeln.
In der Bratpfanne erhitzen.
In die Bratpfanne geben, die Kartoffeln zudecken und bei mittlerer Hitze braun rösten, dann abdecken und unter Umwenden fertigrösten, zuletzt zusammenschieben, unten eine leicht braune Kruste entstehen lassen und das Ganze auf die Platte stürzen.

NB.: Nach Belieben zuerst gehackte Zwiebeln in der Butter dünsten, bevor man die Kartoffeln in die Pfanne gibt.
K = 233 E = 4 g F = 9 g KH = 34 g
(= 3 BE)

153. Lyoner-Kartoffeln
5 g Olivenöl oder Reform-Pflanzenfett
10 g Olivenöl
120 g Kartoffeln, geschält
etwas Salz
50 g Zwiebel, in Streifen geschnitten
Erhitzen.
In Scheiben schneiden und in heissem Fett halbweich backen.
Darüberstreuen.
Die Zwiebeln beifügen und alles fertigbacken.
K = 257 E = 3 g F = 15 g KH = 28 g
(= 2 BE)

154. Kartoffelstengelchen (roh gebraten)
120 g Kartoffeln
5 g Olivenöl oder Reform-Pflanzenfett
Schälen und in Stengelchen schneiden, in einem Tuch trocknen.
Erhitzen und Kartoffeln hineingeben, kurze Zeit zugedeckt braten, etwas salzen und etwa 1/2 Std. abgedeckt weiterbraten.
K = 235 E = 2 g F = 14 g KH = 23 g
(= 2 BE)

155. Schlosskartoffeln
180 g Kartoffeln
etwas Salz
wenig Wasser
5 g Olivenöl oder Reform-Pflanzenfett
Der Länge nach vierteln und die Kanten abrunden.
Im Dampf halbweich kochen.
Erhitzen, Kartoffeln dazugeben und langsam im Ofen oder auf dem Feuer backen, einige Male sorgfältig umwenden, bis die Kartoffeln goldgelb sind.
K = 193 E = 4 g F = 5 g KH = 34 g
(= 3 BE)

156. Kartoffelschnitten mit Spinat
120 g Kartoffeln, geschält
100 g Gemüsebrühe
100 g Spinat
10 g Käse*, gerieben
5 g Butter
Der Länge nach in 1 cm-dicke Scheiben schneiden.
Die Kartoffeln sorgfältig weichkochen und auf bebuttertes Blech legen.
Zubereiten wie Blattspinat, Rezept Nr. 71, und auf die Kartoffeln geben.
Darüberstreuen.
In kleinen Stücken daraufgeben und kurz im Ofen überbacken.
K = 215 E = 8 g F = 9 g KH = 26 g
(= 2 BE)

157. Kartoffeln mit Federkohl (Eintopfgericht)
5 g Olivenöl oder Reform-Pflanzenfett
1/2 kleine Zwiebel, gehackt
100 g Federkohl, klein geschnitten
120 g Kartoffeln, in Würfel geschnitten
200 g Gemüsebrühe
5 g Butter
Dünsten.
Mitdämpfen.
Beifügen und 1/2 bis 3/4 Std. kochen.
Über die angerichteten Kartoffeln geben.
Würzen mit: etwas fein gehacktem Kümmel, Majoran, Muskat (Basilikum)
K = 212 E = 4 g F = 11 g KH = 25 g
(= 2 BE)

GETREIDESPEISEN

Reisgerichte

Für alle Reisgerichte verwenden wir Vollreis mit dem Silberhäutchen, z.B. in der Schweiz: Ostigliato-Reis oder Demeter Vollkornreis

158. Japanischer Reis
10 g Olivenöl oder Reform-Pflanzenfett
40 g Reis
100 g Gemüsebouillon
5 g Butterflöckchen
Den Reis dünsten, Bouillon mit besteckter Zwiebel (1 kleines Lorbeerblatt, 1 Nelke) dazugeben und 15 Min. kochen.
Der Reis soll körnig sein, erkalten lassen.
Erwärmen, den Reis dazugeben und braten, bis er heiss ist.
Auf den fertiggekochten Reis geben.

K = 248 E = 2 g F = 14 g KH = 26
(= 2 BE)

159. Risotto*
3 g Olivenöl oder Reform-Pflanzenfett
1/2 kleine Zwiebel, gehackt
40 g Reis
100 g bis 150 g Gemüsebrühe
oder Wasser
3 g frische Butter
10 g geriebenen Käse
Den Reis mit der Zwiebel dünsten.
Heiss dazugeben und 15 Min. kochen.
Zuletzt mit der Gabel unter den Reis mischen.
K = 239 E = 5 g F = 10 g KH = 27 g
(= 2 1/2 BE)

160. Safranreis*
Zubereitung wie Risotto, eine Messerspitze Safranpulver mit etwas Bouillon auflösen und dem Reis beifügen.
Würzen mit: getrockneten Pilzen, feingehackt, frischen Kräutern nach Geschmack, Rosmarin.
K = 239 E = 5 g F = 10 g KH = 27 g
(= 2 1/2 BE)

161. Riz Creol
5 g Olivenöl oder Reform-Pflanzenfett
1/2 kleine Zwiebel, gehackt
40 g Reis
100 g Wasser oder Gemüsebrühe
Dünsten, bis der Reis glasig ist.
Heiss dazugeben und 15 bis 20 Min. kochen.
Würzen mit: Lorbeer, Gewürznelke
K = 171 E = 2 g F = 6 g KH = 26 g
(= 2 BE)

162. Riz Créol mit Gemüsen
5 g Olivenöl oder Reform-Pflanzenfett
10 g Gemüse, sehr fein gewürfelt
(Lauch, Sellerie, Rübchen)
40 g Reis
100 g Gemüsebrühe
Alles zusammen dämpfen.
Heiss dazugeben und alles 15–20 Min. kochen.
Würzen mit: Lorbeer, Gewürznelke, immer frisch gehackte Kräuter nach Geschmack.
K = 175 E = 2 g F = 6 g KH = 27 g
(= 2 BE)

163. Tomatenreis
5 g Olivenöl oder Reform-Pflanzenfett
1/2 kleine Zwiebel, gehackt
wenig Knoblauch
40 g Reis
100 g Tomaten
100 g Gemüsebrühe
5 g frische Butter
10 g geriebenen Käse*
Dünsten.
Mitdünsten, bis er glasig ist.
Schälen und in Würfel schneiden, dazugeben.
Beifügen und 15–20 Min. kochen.
Zuletzt daruntermischen.
K = 270 E = 4 g F = 13 g KH = 30 g
(= 2 1/2 BE)

164. Risotto mit Peperoni*
5 g Olivenöl
10 g Zwiebel, gehackt
1/2 Peperoni, in Streifen geschnitten
40 g Reis
80 g Gemüsebrühe
10 g Käse, gerieben
Dünsten.
Mitdünsten.
Beifügen und 15 Min. im Ofen schmoren oder auf dem Feuer weichkochen.
Zuletzt daruntermischen.
Falls die Peperoni etwas scharf sind, kann man die dicken Stellen einschneiden und sie vor dem Kochen 1 Std. in kaltes Wasser legen.
K = 235 E = 6 g F = 13 g KH = 23 g
(= 2 BE)

165. Reis mit Zucchetti
5 g Olivenöl oder Reform-Pflanzenfett
10 g Zwiebel, gehackt
100 g zarte Zucchetti
etwas Gemüsebrühe oder Wasser
40 g Reis

100 g Wasser oder Gemüsebrühe
5 g Butter (frische)
Dünsten.
In Würfel schneiden und 10 Min. eindampfen.
Beifügen, dann den Reis und allmählich noch etwas Flüssigkeit beifügen, bis ein Risotto entsteht.
K = 224 E = 3 g F = 10 g KH = 29 g
(= 2 1/2 BE)

166. Reis mit Erbsen
5 g Olivenöl oder Reform-Pflanzenfett
etwas Zwiebel, gehackt
40 g Erbsen, enthülst
50 g Gemüsebrühe
5 g Reform-Pflanzenfett
etwas gehackte Zwiebel
40 g Reis
100 g Wasser
5 g frische Butter
(und evtl. etwas geriebenen Käse)
Dünsten.
Beifügen und leicht mitdämpfen, dann weichkochen.
Risotto zubereiten.
Dann zuletzt die gekochten Erbsen dazugeben.
Über den angerichteten Reis geben.
Würzen mit: Petersilie, gehackt, evtl. Gewürznelke
K = 301 E = 7 g F = 13 g KH = 31 g
(= 2 1/2 BE)

167. Reis mit Spinat
5 g Olivenöl oder Reform-Pflanzenfett
etwas Zwiebel, gehackt
100 g Spinat, grob geschnitten
40 g Reis
100 g Gemüsebrühe oder Wasser (heiss)
5 g frische Butter
Dünsten.
Mitdämpfen.
Beifügen und 15–20 Min. kochen.
Zuletzt daruntermischen.
Würzen mit: Muskat und Pfefferminze
K = 234 E = 5 g F = 10 g KH = 29 g
(= 2 1/2 BE)

168. Reisauflauf mit Tomaten*
5 g Olivenöl oder Reform-Pflanzenfett
etwas Zwiebel, gehackt
40 g Reis
100 g Gemüsebrühe
100 g Tomaten, in Scheiben geschnitten
5 g frische Butter
10 g Käse, gerieben
Dünsten.
Dazugeben und alles zusammen dämpfen.
Heiss dazugeben und 15–20 Min. kochen.
Lagenweise Tomatenscheiben und Reis in eine feuerfeste, ausgebutterte Form geben.
Flöckchenweise darübergeben und 10 Min. im Ofen backen.
Käse am Schluss darüberstreuen.
K = 292 E = 6 g F = 13 g KH = 31 g
(= 2 1/2 BE)

169. Reisring oder Reiskopf
40 g Japanischer Reis, Riz Créol, Risotto oder Safranreis können in einer mit kaltem Wasser ausgespülten Ringform, Puddingform oder in Tassen gefüllt und auf eine Platte gestürzt werden.
Reisring mit Tomatengemüse gefüllt
Reiskopf mit 100 g Champignons, garniert mit Tomaten und Scheiben eines Eies.
Reisköpfchen mit geschmorten, halben Tomaten garniert.
K = 290 E = 6 g F = 13 g KH = 31 g
(= 2 1/2 BE)

Andere Getreidegerichte

170. Maisbrei
40 g Mais
20 g Soja-Griess
250 g Wasser
100 g Milch
etwas Salz
5 g frische Butter
Milch und Wasser (mit etwas Salz) zum Kochen bringen, dann Mais und Soja-Griess einrühren, auf gutem Feuer unter ständigem Rühren kochen, eine Std. weiterkochen und öfters rühren.

Als Flöckchen über den angerichteten Brei geben.
K = 301 E = 15 g F = 9 g KH = 39 g (= 3 BE)

171. Polenta
30 g Olivenöl
250 g Wasser
40 g Mais
etwas Muskat
5 g frische Butter
10 g geriebenen Käse*
Die Pfanne damit einölen, Wasser dazugeben, wenn es kocht, Mais einrühren.
Dazugeben, dann 5 Min. auf schwachem Feuer unter stetigem Rühren kochen, dann ca. 1 Std. auf kleinem Feuer (oder in der Kochkiste) fertigkochen.
K = 508 E = 6 g F = 39 g KH = 29 g (= 2 1/2 BE)

172. Mais-Schnitten*
50 g Mais
20 g Soja-Griess
250 g Milch
etwas Salz
1 Ei, zerquirlt
Zubereiten wie Maisbrei, dann auf Brett ausstreichen und erkalten lassen. In Schnitten schneiden, diese in Ei wenden.
Die ungebratenen Mais-Schnitten auf ein gut eingefettetes Blech legen, in heissem Ofen leicht backen, dann
30 g in Scheiben geschnittenen Käse auf die Schnitten legen und backen, bis der Käse zerläuft.
K = 618 E = 32 g F = 29 g KH = 50 g (= 4 BE)

173. Hirsotto mit Gemüse
5 g Olivenöl oder Reform-Pflanzenfett
10 g Zwiebel, gehackt
100 g Gemüsewürfelchen (Lauch, Sellerie, Rübli)
30 g Hirse
100 g Gemüsebrühe
10 g Käse, gerieben*
5 g frische Butter
Alles zusammen dünsten.
Beifügen und 20 Min. kochen.
Beim Anrichten darübergeben.
K = 285 E = 7 g F = 14 g KH = 30 g (= 2 1/2 BE)

174. Hirsotto
3 g Olivenöl oder Reform-Pflanzenfett
1/2 kleine Zwiebel, gehackt
40 g Hirse
150 g Gemüsebrühe, heiss
10 g geriebenen Käse*
5 g frische Butter, in Flocken
Zusammen glasigdünsten.
Beifügen und 20 Min. kochen.
Beim Anrichten darübergeben.
K = 256 E = 7 g F = 13 g KH = 26 g (= 2 BE)

175. Buchweizengrütze
40 g Buchweizen
100 g Wasser
etwas Salz
10 g frische Butter oder Nuss- oder Mandelmus
50 g kalte Milch (oder etwas Rahm) (nach Belieben evtl. etwas Frucht-Konzentrat)
24 Std. einweichen.
Dann im Dampf (gut verschlossene Pfanne) 1 Std. kochen bzw. im Dampfkochtopf weich dämpfen.
Zuletzt daruntermischen.
Dazuservieren.
K = 256 E = 5 g F = 11 g KH = 33 g (= 3 BE)

176. Buchweizenschrot
40 g Buchweizen
100 g Wasser
etwas Salz
20 g Rahm* oder Olivenöl, evtl. Frucht-Konzentrat
24 Std. einweichen, die eingeweichten Körner absieben, dann hacken oder mixen und im Einweichwasser 1/2 Std. kochen.
Dazu servieren.
K = 195 E = 5 g F = 5 g KH = 31 g (= 2 1/2 BE)

177. Haferflocken-Brätlinge*
3 g Olivenöl oder Reform-Pflanzenfett
10 g Zwiebel, gehackte
20 g Haferflocken
20 g Soja-Flocken
100 g Lauch, Sellerie oder Spinat
100 g Gemüsebrühe oder Milch
1 Ei zerquirlen in
10 g Milch
10 g Reform-Pflanzenfett
Alles miteinander dünsten.
Beifügen, zu dicklichem Brei kochen, dann auf einem Brett ausstreichen und erkalten lassen, Rechtecke schneiden.
Die Rechtecke darin wenden.
Erhitzen und die Brätlinge auf beiden Seiten backen.
K = 434 E = 20 g F = 24 g KH = 30 g
(= 2 1/2 BE)

178. Omeletten, französische*
2 Eier
15 g Milch
etwas Salz, Muskat
5 g frische Butter
Alle Zutaten gut miteinander zerquirlen, evtl. das Eiweiss zuerst absondern und zu Schnee schlagen, zuletzt unter die Masse ziehen.
In der Omelettenpfanne erhitzen, die Ei-Masse hineingeben und mit einer Gabel leicht umrühren. Wenn die Masse halbfest ist, auf einer Seite zusammenschieben, fertigbacken und auf eine heisse Platte stürzen, solange die Omelette noch feucht ist.
K = 193 E = 12 g F = 15 g KH = 1 g
(= 0 BE)

179. Kräuter-Omeletten*
Zutaten und Zubereitung wie oben.
10 g Kräuter, gehackt
(Schnittlauch, Petersilie usw.)
Beifügen, dann in Omelettenpfanne.
Wie oben – fertig zubereiten.
K = 199 E = 12 g F = 15 g KH = 2 g
(= 0 BE)

180. Omeletten, französische, mit Tomaten*
Zutaten und Zubereitung, wie oben ausgeführt.
100 g Tomaten
5 g Olivenöl oder Reform-Pflanzenfett
20 g Zwiebel, gehackt
Schälen und in Würfel schneiden.
Dünsten, Tomaten dazugeben, mitdämpfen, bis Saft eingekocht ist.
Die angerichtete Omelette in der Mitte einschneiden und die fertigen Tomaten darübergeben.
K = 261 E = 13 g F = 20 g KH = 6 g
(= 1/2 BE)

181. Soja-Omeletten
20 g Sojamehl
20 g Mehl
50 g Milch
etwas Salz
5 g Olivenöl
5 g Butter
Alles gut verrühren, dann gut 1 Std. stehen lassen.
Unter den Teig mischen.
In Pfanne geben und Teig darin leicht backen.
K = 274 E = 11 g F = 15 g KH = 20 g
(= 1 1/2 BE)

182. Spinat-Pudding*
3 g Olivenöl oder Reform-Pflanzenfett
1 kleine Zwiebel, gehackt
1 Knoblauchzehe
150 g Spinat, roh, gehackt
20 g Vollkornbrot in
30 g Gemüsebrühe oder Milch
etwas Salz
1 Eigelb, Eiweiss schlagen
Muskat, Liebstöckel
10 g geriebenen Käse
Dünsten.
Mitdämpfen.
Einweichen, hacken.
Diese Zutaten gut vermengen, zuletzt das geschlagene Eiweiss darunterziehen.
Die fertige Masse in eine ausgebutterte, mit Vollkorn-Paniermehl bestreute Pud-

dingform füllen und im Wasserbad, evtl. im Ofen, längere Zeit kochen.
K = 313 E = 18 g F = 17 g KH = 20 g
(= 1 1/2 BE)

183. Käse-Schnitten*
30 g (1 Scheibe) Vollkornbrot
50 g Milch
3 g Olivenöl oder Reform-Pflanzenfett
15 g Soja-Mehl
30 g geriebenen Käse
Schnitte in Milch wenden und auf eingefettetes Blech legen,
Béchamelsauce, Rezept Nr. 185 zubereiten.
Mit der ausgekühlten Sauce vermischen und auf die Brotschnitte streichen.
Alles in heissem Ofen etwa 10 Min. backen.
K = 317 E = 17 g F = 17 g KH = 22 g
(= 2 BE)

184. Käse-Auflauf*
5 g Butter
20 g Soja-Mehl
100 g Milch
etwas Salz, Muskat
1 Eigelb zerquirlt und
30 g geriebenen Käse
1 Eiweiss
Béchamelsauce, Rezept Nr. 185.
Mit der Sauce vermischen.
Zu Schnee schlagen und zuletzt darunterziehen, alles in die gebutterte Auflaufform einfüllen, im Wasserbad zugedeckt 20–30 Min. vorkochen, weitere 20 Min. im Ofen (Wasserbad) backen, schwache Oberhitze.
K = 389 E = 23 g F = 26 g KH = 11 g
(= 1 BE)

Saucen

(Saucenzulagen sind sparsam zu verwenden.)

185. Béchamelsauce
10 g Olivenöl oder Reform-Pflanzenfett oder Butter
10 g Soja-Mehl
50 g Milch
50 g Gemüsebrühe
Erwärmen.
Hineinziehen und leicht dünsten.
Die Flüssigkeit langsam, unter tüchtigem Rühren, beifügen und kochen (10 Min.).
Würzen mit: Muskat.
K = 153 E = 5 g F = 12 g KH = 5 g
(= 1/2 BE)

186. Kräutersauce
Béchamelsauce zubereiten
10 g frische, gehackte Kräuter, wie Petersilie, Liebstöckel, Kerbel, Basilikum, Estragon usw.
Wie Rezept Nr. 185
Dazugeben.
K = 218 E = 8 g F = 17 g KH = 6 g
(= 1/2 BE)

187. Tomatensauce, 1. Art
5 g Olivenöl oder Reform-Pflanzenfett
10 g Zwiebeln, gehackt
etwas Knoblauch
50 g Karotten, Sellerie, Lauch
100 g Tomaten
15 g Soja-Mehl
100 g Gemüsebrühe oder Wasser
5 g flüssige Butter
Etwas dünsten.
Gemüse grob schneiden und alles zusammen gut dämpfen.
In Stücke schneiden und mitdämpfen, bis der Saft eingekocht ist.
Darüberstreuen.
Beifügen, ca. 10 Min. kochen und passieren.
Zuletzt beifügen zum Verfeinern.
Würzen mit: Lorbeerblatt, Rosmarin, Thymian.
K = 190 E = 6 g F = 16 g KH = 8 g
(= 1/2 BE)

188. Tomatensauce, 2. Art
150 g Tomaten
5 g Rahm (oder frische Butter)
In Stücke schneiden, weichdämpfen und passieren.
Zuletzt beifügen zum Verfeinern.

Würzen mit: Schnittlauch, Basilikum, Rosmarin.
K = 41 E = 2 g F = 2 g KH = 6 g
(= 1/2 BE)

189. Zwiebelsauce
5 g Olivenöl oder Reform-Pflanzenfett
50 g Zwiebeln, in Streifen geschnitten
15 g Soja-Mehl
100 g Gemüsebrühe
3 g frische Butter
Goldgelb dünsten.
Beifügen und 20 Min. kochen. Die fertige Sauce evtl. passieren.
Zuletzt beifügen zum Verfeinern.
Würzen mit: Muskat, Basilikum.
K = 151 E = 6 g F = 10 g KH = 7 g
(= 1/2 BE)

190. Meerrettichsauce
Bechamelsauce, Rezept Nr. 185 zubereiten.
10 g Meerrettich
Fein geraffelt in die fertige Sauce geben und noch 5 Min. kochen unter ständigem Rühren.
K = 161 E = 5 g F = 12 g KH = 6 g
(= 1/2 BE)

191. Champignonsauce – zum Verfeinern
5 g Olvenöl oder Reform-Pflanzenfett
1/2 kleine Zwiebel, gehackt
60 g Champignons
15 g Soja-Mehl
200 g Gemüsebrühe
etwas Salz
5 g Zitronensaft
15 g Rahm
Etwas andünsten.
In feine Scheiben schneiden und 1/4 Std. mitdämpfen.
Darüberstreuen.
Beifügen und etwa 10 Min. fertigkochen.
Zum Verfeinern am Schluss dazugeben.
K = 170 E = 7 g F = 12 g KH = 6 g
(= 1/2 BE)

192. Peperonisauce
5 g Olivenöl oder Reform-Pflanzenfett
10 g Zwiebeln, gehackt
20 g Peperoni, in feine Streifen geschnitten
15 g Soja-Mehl
100 g Gemüsebrühe
15 g Rahm* oder Olivenöl
Alles zusammen leicht dünsten.
Darüberstreuen.
Beifügen und 20 Min. kochen.
Rahm am Schluss zum Verfeinern beifügen.
Würzen mit: Lorbeerblatt
K = 158 E = 6 g F = 11 g KH = 6 g
(= 1/2 BE)

193. Mayonnaisesauce* (für 4 Personen)
15 g Eigelb
2 g Zitronensaft
150 g Olivenöl
etwas Salz
evtl. etwas Reform-Hefe-Extrakt
Das Ei mit einigen Tropfen Zitronensaft gut zerquirlen. Unter gleichmässigem Rühren mit einem Schneebesen das Öl tropfenweise beifügen.
Wird die Mayonnaise zu dick, dann mit etwas Zitronensaft verdünnen, zuletzt würzen.
K = 1440 E = 2 g F = 154 g KH = 0 g
(= 0 BE)

194. Mayonnaise mit Soya statt Ei
(für 4 Personen)
8 g Soja-Mehl
30 g Wasser
100 g Olivenöl
20 g Zitronensaft
Zu einem glatten Teig anrühren.
Abwechselnd beifügen unter stetigem Rühren mit einem Schwingbesen.
Würzen mit: Hefe-Extrakt und Zwiebeln, gehackt, und Kräutern.
K = 982 E = 4 g F = 101 g KH = 6 g
(= 1/2 BE)

195. Vinaigrette (für 2 Personen)
15 g Olivenöl
15 g Arachidöl
25 g Zitronensaft
10 g Wasser oder Gemüsebrühe
50 g Zwiebeln, gehackt

1 Ei, hart gekocht, gehackt
20 g Cornichons, fein gewiegt
Petersilie oder Schnittlauch
etwas Salz
20 g Tomatenwürfel
Alle Zutaten mit dem Schneebesen gut vermengen.
Zum Garnieren.
K = 378 E = 7 g F = 35 g KH = 7 g
(= 1/2 BE)

SÜSSSPEISEN

Diese Rezepte gelten für *eine* Person
Zum Süssen werden die Zucker Sorbose und Laevulose bevorzugt, da sie zu ihrer Verwertung im Stoffwechsel kein Insulin benötigen. Trotzdem muss mit deren Menge sorgsam umgegangen werden, da auch sie, wenn sie in hoher Konzentration ins Blut gelangen, das Phänomen der Glykation der Gefässinnenschicht bewirken können und dadurch Bluthochdruck und Arteriosklerose bewirken können.

196. Erdbeeren im Zitronensaft
150 g Erdbeeren, gerüstet
25 g Zitrone (Saft)
15 g Laevoral oder
Sorbit (Sionon)
Grosse Erdbeeren halbieren, süssen und Zitronensaft darübergiessen.
K = 132 E = 1 g F = 0 g KH = 30 g
(= 2 1/2 BE)

197. Früchtesalat
10 g Laevoral oder Sorbit in
50 g Wasser
50 g Orangensaft
(oder reinen Süssmost)
8 g Zitronensaft
150 g Aprikosen oder Pfirsiche, oder Melonen oder Äpfel, oder Birnen – weiche Sorte – oder rote Kirschen entsteint, oder alle Beerensorten
Aufkochen und erkalten lassen.
Beifügen.
Auswahl und Zusammenstellung je nach Jahreszeit – die Früchte in feine Scheiben schneiden und in den fertigen Sirup geben – mit Kontrast-Früchten, evtl. Beeren garnieren.
K = 148 E = 2 g F = 0 g KH = 34 g
(= 3 BE)

198. Früchte-Gelee
100 g Fruchtsaft
20 g Laevoral oder Sorbitol
3 g Agar-Agar[1] pulverisiert
(oder 1 g Pektin)
5 g Schlagrahm (evtl.)
Gut verquirlen und auf kleiner Flamme erhitzen, bis sich das Agar-Agar ganz aufgelöst hat, dann gut vermischen mit dem Agar-Agar und sofort in Gläser oder Schalen anrichten.
Zum Garnieren.
K = 158 E = 1 g F = 1 g KH = 33 g
(= 3 BE)

199. Apfelmus
150 g Äpfel
10 g Laevoral oder Sorbitol dazu etwas Zimt oder Zitronenschale (abgerieben) zum Verfeinern
25 g Rahm* oder Reismilch oder Mandelmilch
Stiele und Butzen entfernen, in Stücke schneiden, weichkochen und durch ein Sieb passieren.
Damit vermischen.
Steifschlagen und mit Dressiersack das angerichtete Mus garnieren.
K = 182 E = 1 g F = 6 g KH = 29 g
(= 2 1/2 BE)

200. Apfelkompott
150 g Äpfel
50 g Wasser
10 g Laevoral oder Sorbitol

---

1 Agar-Agar ist eine pflanzliche Gallerte, die als Pulver zu kaufen ist (Reformhaus) und statt Gelatine für Gemüse und Fruchtköpfchen, Saucen und Puddings usw. verwendet wird, oder *Pektin* — 8 g für 1 Liter Saft.

etwas Zimt oder
abgeriebene Zitronenschale
Schälen, Kerngehäuse entfernen und in Schnitze schneiden.
Zum Kochen bringen.
Beifügen und die Äpfel in diesem Saft weichkochen.
Beifügen.
K = 121 E = 0 g F = 0 g KH = 28 g
(= 2 1/2 BE)

201. Halbäpfel
100 g Äpfel
100 g Wasser
10 g Laevoral oder Sorbitol
1/4 Zimtstengel
10 g Quitten-, Himbeer- oder Johannisbeergelee (gesüsst mit Laevoral oder Sorbitol)
Schälen, halbieren, aushöhlen.
Zum Kochen bringen.
Die Äpfel partienweise in den Saft hineingeben und langsam weichkochen, dann mit dem Schaumlöffel herausnehmen und – mit der Schnittfläche nach oben – auf einer flachen Platte anrichten.
Zum Füllen der ausgehöhlten Halbäpfel verwenden.
K = 138 E = 0 g F = 0 g KH = 32 g
(= 2 1/2 BE)

202. Heidelbeerbrei
200 g Heidelbeeren
15 g Laevoral oder Sorbitol
mit etwas Wasser verdünnt
8 g Sojamehl mit etwas Wasser
5 g Vollkornbrot-Würfelchen in
5 g Butter
Waschen und verlesen, dann in fünf bis zehn Min. kochen.
Anrühren, den Beeren beifügen, alles aufkochen und anrichten.
Rösten und über die Beeren geben.
K = 224 E = 5 g F = 6 g KH = 36 g
(= 3 BE)

203. Rhabarberkompott
200 g Rhabarber
25 g Laevoral oder Sorbitol
25 g Wasser und
5 g Sojamehl
Waschen und in Würfel schneiden.
Beifügen und Rhabarber darin kurz weichkochen.
Anrühren, beifügen und mitkochen; den weichgekochten Rhabarber mit Schaumlöffel herausnehmen und anrichten. Den Saft noch etwas einkochen lassen oder mit etwas Sojamehl verdichten und über den Rhabarber geben.
K = 166 E = 3 g F = 2 g KH = 35 g
(= 3 BE)

204. Erdbeercoup
150 g Erdbeeren
10 g Laevoral oder Sorbitol
50 g Rahm* oder Mandelpüree
Die Beeren mixen oder durch ein Haarsieb streichen.
Der Masse beifügen, zum Süssen.
Schlagen und mit Obst sorgfältig vermengen.
Mit ganzen Beeren garnieren.

NB.: Auf diese Weise können auch andere Früchte verwendet werden.
K = 228 E = 3 g F = 12 g KH = 25 g
(= 2 BE)

205. Junket mit Früchten (Rezept der Marke „Hansen")
200 g Milch
8 g Laevoral oder Sorbitol, mit abgeriebener Zitronenschale vermischt
1/2 Junket-Tablette
5 g Wasser
10 g frische Beeren
Die Milch mit dem Süss-Saft auf etwa 37°C erwärmen.
Zerdrücken und in Wasser auflösen, dann sofort in die erwärmte Milch geben, rasch umrühren und in Gläser einfüllen; wenn der Junket fest ist, kaltstellen.
Kurz vor dem Servieren über dem Junket anrichten.
K = 167 E = 6 g F = 7 g KH = 18 g
(= 1 1/2 BE)

206. Äpfel gefüllt
100 g Äpfel
15 g Haselnüsse, gemahlen
15 g Rahm
10 g Laevoral oder Sorbitol
1 abgeriebene Zitronenschale
3 g Butter
7 g Laevoral oder Sorbitol
25 g Süssmost
Kerngehäuse herausstechen und die Schalen einritzen.
Alles vermengen, in die Äpfel einfüllen und in eine Form geben.
Auf die Äpfel verteilen, 1 cm hoch einfüllen und alles 20–30 Min. im Ofen backen.
K = 288 E = 3 g F = 15 g KH = 35 g
(= 3 BE)

207. Apfeligel*
100 g Äpfel
8 g Mandeln
Zubereiten wie Halbäpfel, Rezept Nr. 201
Schälen, in feine Stifte schneiden und im Ofen leicht rösten.
Die Halbäpfel mit Schnittfläche nach unten, bergartig auf einer flachen Platte anrichten, mit Mandelstiften bespicken.
25 g Rahm mit etwas abgeriebener Zitronenschale vermischt, halbsteif schlagen und um die Äpfel giessen.
K = 158 E = 2 g F = 10 g KH = 14 g
(= 1 BE)

208. Orangencrème
1 Stück Orangenschale mit
50 g Wasser und
5 g Agar-Agar, pulverisiert
100 g Orangensaft
10 g Zitronensaft
25 g Laevoral oder Sorbitol
1 Ei
50 g Rahm* oder Mandelpüree
Gut zerquirlen, langsam – auf kleiner Flamme – erhitzen, bis das Agar-Agar gut aufgelöst ist.
Mit aufgelöstem Agar-Agar vermengen.
Schaumig rühren und die Früchtecrème damit vermengen.
Steif schlagen und sorgfältig darunterziehen, anrichten und ungefähr eine Stunde stehenlassen.
K = 300 E = 6 g F = 15 g KH = 35 g
(= 3 BE)

209. Zitronencrème (kalt gerührte)
1 Stück Zitronenschale
50 g Wasser und
5 g Agar-Agar, pulverisiert
50 g Zitronensaft
20 g Laevoral oder Sorbitol
1 Ei
50 g Rahm* oder Mandelpüree
Wie Orangencrème, oben Rezept Nr. 208.
K = 250 E = 5 g F = 14 g KH = 24 g
(= 2 BE)

210. „Chaudeau“
1 Ei
10 g Laevoral oder Sorbitol
50 g Orangensaft
10 g Zitronensaft
Alles gut verrühren, in lauwarmes Wasserbad stellen, langsam erhitzen und schaumig rühren.

NB.: Wenn die Crème zu dick wird, etwas Orangensaft beifügen.
K = 102 E = 4 g F = 3 g KH = 16 g
(= 1 1/2 BE)

211. Mandelmilchsauce
100 g Milch
15 g Mandeln, geschält, gerieben
10 g Laevoral oder Sorbitol
5 g Sojamehl mit
50 g Wasser
Zusammen gut aufkochen.
Anrühren und in die kochende Milch einrühren.
Die Sauce gut mixen.

NB.: Anstelle der Mandeln kann auch Mandelmus verwendet werden.
K = 220 E = 7 g F = 12 g KH = 18 g
(= 1 1/2 BE)

Tees

Die Rezepte können bei Ihrem Apotheker zubereitet werden.

212. Bohnenschalentee
20 g Bohnenschalen werden mit 3 dl kaltem Wasser über Nacht angesetzt, am Morgen 5 Minuten kochen, etwas ziehen lassen und absieben.
Von diesem Tee trinkt man täglich 1–2 Tassen. Durch Zusatz von gleichen Teilen Gemüsebouillon kann man den Tee geschmacklich verbessern.

213. Geissblatt-Tee (nach Stirnadel)
Man beschafft sich beim Apotheker eine Teemischung nach folgendem Rezept:
Rp: Herba Galegae conc.
Semen Galegae aa p. aqu.
Von der Teemischung nimmt man einen gehäuften Teelöffel auf ein Glas Wasser, kalt ansetzen, kurz aufkochen, 10 Minuten ziehen lassen. 3 mal täglich eine Tasse vor dem Essen.

214. Indischer Nierentee
Vorschrift ist auf der Packung.

215. Jambul-Teemischung
Fruct. Syzygii jambulanae 20,0
Rad. Tormentilla
Hb. Potentilla
Hb. Serpylli
Rad. Artemisiae aa 10,0
Fruct. Phaseoli sine sem.
Fol. Myrtilli aa 20,0
1 1/2 Teelöffel voll auf 2 Glas Wasser über Nacht stehen lassen und kurz aufgekocht und abgesiebt. 1 Tasse vor der Mahlzeit.

216. Diabetes Tee (Diab. Tee Nr. 8 Faken)
Rp: Herba Urticae conc.
Herba Galega conc.
Fol. Myrtilli conc.
Legumin Phaseol conc.
Rad. Taraxaci c. herba conc. aa.
1 Esslöffel auf eine Tasse Wasser kurz aufkochen und 10 Minuten ziehen lassen. Eine Tasse vor der Mahlzeit.

Diese Rezepte können abwechslungsweise benützt werden, der Körper gewöhnt sich dadurch nicht stets an denselben Reiz.

Anhang und Tabellen zur Diabetesdiät

Frischsäftetag
(nur mit ärztlicher Verordnung und Aufsicht)

Das Frischsäftefasten (bei Bettruhe) ist die ideale Radikalmassnahme zum Beginn der Abmagerungsbehandlung. Ein solcher Bettsafttag bewirkt:

1. Stärkste Nahrungseinschränkung bei relativ hoher Zufuhr von hochwertigen Wirkstoffen 300–500 Kalorien.
2. Stärkste Ruhestellung von Herz, Bewegungs-, Atmungs- und Verdauungsorganen, d.h. Energieeinsparung zugunsten der Umstimmungsarbeit im Körper.
3. Entwässerung, ohne die der spätere Fettgewebsabbau nicht erfolgen kann.
4. Eine wertvolle seelische Entspannung, ein Abstandnehmen von Tagesproblemen und deren Verarbeitung.

Der Safttag soll zu Beginn einer Abmagerungskur während 1–2 Tagen pro Woche ausgeführt werden.

Der Saft soll ganz frisch ausgepresst genossen werden. Obst und Gemüse sollen reif und möglichst frisch sein, wenn möglich biologisch gedüngt, d.h. mit Kompost und nicht mit chemischen oder frischen tierischen Düngern. Obst: alles der Jahreszeit entsprechendes saftig-reifes Obst; Gemüse stets eine Mischung von Wurzel, Knolle und grünen Blättern. Wenn möglich sollen Wildkräuter, Brennnessel, Löwenzahn und dergleichen zugefügt werden (siehe Saftrezepte Seite 101). Je nach Gewicht resp. nach Strenge der Kur können die Frischsafttage in verschieden strenger Form ausgeführt werden (Zubereitung, Nährwerttabelle für Obst und Gemüse Seite 101).

Strenger Tagesplan

1. Morgens 8 Uhr 200 g Obstsaft,
   mittags 12 Uhr 200 g Gemüsesaft,
   abends 18 Uhr 200 g Obstsaft; 600 g.

   Strenger Bettsafttag 517 Kalorien, Eiweiss 6 g, Fett 4 g, Kohlenhydrate 110 g (= 9 BE).
2. Gemilderte Form des Frischsafttages:
   morgens 8 Uhr 200 g Obstsaft,
   mittags 12 Uhr 200 g Gemüsesaft,
   nachmittags 16 Uhr 200 g Obstsaft,
   abends 20 Uhr 200 g Gemüsesaft;
   800 g.

   Gemilderter Bettsafttag 540 Kalorien, Eiweiss 9 g, Fett 2 g, Kohlenhydrate 118 g (= 10 BE).

Bei geringer Übergewichtigkeit kann die dritte, mildeste Form des Safttages, der

3. **Vollsafttag** einmal wöchentlich durchgeführt werden:
   morgens 8 Uhr 200 g Obstsaft und 150 g Mandelmilch oder Magerjoghurt,
   mittags 12 Uhr 150 g Obstsaft und 150 g Gemüsesaftgemisch und 150 g Mandelmilch oder Magerjoghurt,
   abends 18 Uhr wie morgens 8 Uhr.

   Vollsafttag 581 Kalorien, Eiweiss 18 g, Fett 2 g, Kohlenhydrate 112 g (= 10 BE).

MENÜS FÜR VERSCHIEDENE JAHRESZEITEN

Anmerkung zur Menü-Gestaltung

Die Menüs für die Mittagsmahlzeit sind zum Teil reichhaltig zusammengestellt. Soll die Kalorienzahl niedrig gehalten werden, z. B. 1600 Kalorien pro Tag, dann soll man entweder die Suppen und Desserts weglassen oder die einzelnen Portionen halbieren, damit die Kalorienzahl nicht wesentlich überschritten wird.

Hier folgen einige Beispiele von Menüzusammenstellungen:

Menüs im Winter

Frühstück
Müesli (Äpfel und Orangen)
Vollkornbrot oder Knäckebrot
Butter oder Quark
Baumnüsse, Mandeln, Haselnüsse, Pinienkerne
Kräutertee – Hagebutten, Lindenblüten, Pfefferminz – gesüsst mit Sorbitol oder Laevoral
oder
Milch oder Joghurt
Zur Abwechslung kann auch Schrotbrei (mit Milch) statt Brot serviert werden.

Abendessen
wie Frühstück
Evtl. mit Zulage von:
- Rohkostplättchen
- oder etwas Käse oder Pellkartoffeln
- oder Salat mit einem weichen Ei oder Rührei
- oder Salat mit Schrotbrei
- oder Salat mit etwas Riz Créol etc.
- oder Suppe

Mittagessen für eine Woche

1. Tag:
- Früchte (Citrus-Früchte, Äpfel)
- Rohgemüse: Rübchen und Endivien

gekochte Speisen:
- Hafergrützsuppe
- Stachys gedämpft
- Kümmel-Kartoffeln

2. Tag:
- Rohgemüse: Sellerie und Rotkabis

gekochte Speisen:
- Chicorée und Maisschnitten
- Orangengelee

3. Tag:
- Rohgemüse: Schwarzwurzeln und Tomaten und Endivien

gekochte Speisen:
- Griesssuppe
- Rosenkohl
- Kartoffelbrei

4. Tag:
- Früchte
- Rohgemüse: Randen und Sauerkraut

gekochte Speisen:
- Fenchel und Riz-Créol
- Apfelmus

5. Tag:
- Früchte
- Rohgemüse: Blumenkohl und Spinat

gekochte Speisen:
- Flädchensuppe
- Selleriegemüse und Kartoffelstengeli

6. Tag:
- Früchte
- Rohgemüse: Topinambur und Lattich

gekochte Speisen:
- Gemüsesuppe
- Lauchgemüse und Kartoffelküchlein

7. Tag:
- Früchte
- Rohgemüse: Fenchel und Feldsalat

gekochte Speisen:
- Lattich
- Sojateigwaren und Tomatensauce
- gefüllte Äpfel

Menüs im Frühjahr

Frühstück und Abendessen wie S. 136

Mittagessen für eine Woche
1. Tag:
- Früchte (Erdbeeren, Äpfel, Citrusfrüchte)
- Rohgemüse: Radieschen und Kresse und Kopfsalat

gekochte Speisen:
- Frühlingssuppe
- Spinat
- Sesamkartoffeln

2. Tag:
- Früchte
- Rohgemüse: Pastinake und Tomaten und Feldsalat

gekochte Speisen:
- Zucchetti und Risotto
- Rhabarberkompott

3. Tag:
- Früchte
- Rohgemüse: Randen und Gurken und Kopfsalat

gekochte Speisen:
- Spinatsuppe
- Blumenkohl und Petersilienkartoffeln

4. Tag:
- Früchte
- Rohgemüse: Tomaten und Chicorée

gekochte Speisen:
- Kerbelsuppe
- Spinat – ganze Blätter
- Soja-Hörnli

5. Tag:
- Früchte
- Rohgemüse: Sellerie und Löwenzahn

gekochte Speisen:
- Kohlrabi und Kartoffelschnitten mit Spinat und Ei
- Quark-Crème

6. Tag:
- Früchte
- Rohgemüse: Rübchen und Kresse und Kopfsalat

gekochte Speisen:
- Tomatengemüse
- Haferflockenbrätlinge

7. Tag:
- Früchte
- Rohgemüse: Blumenkohl und Lattich

gekochte Speisen:
- Gemüseplatte (Tomaten, Sellerie, Rübchen)
- Kartoffelschnee
- Erdbeeren mit Schlagrahm

Menüs im Sommer

Frühstück und Abendessen wie S. 136

Mittagessen für eine Woche
1. Tag:
- Früchte (Äpfel, Johannisbeeren, Himbeeren, Pfirsiche, Aprikosen)
- Rohgemüse: Rettich, Tomaten, Kopfsalat

gekochte Speisen:
- gefüllte Peperoni mit Reis
- Bohnen

2. Tag:
- Früchte
- Rohgemüse: Sellerie, Spinat, Kopfsalat

gekochte Speisen:
- Krautstiele mit Käse und Pellkartoffeln
- gefüllte Melonen (mit Fruchtsalat)

3. Tag:
- Früchte
- Rohgemüse: Salade niçoise (gemischter Salat)

gekochte Speisen:
- Spinat und Quarkkartoffeln

4. Tag:
- Früchte
- Rohgemüse: Randen und Zucchetti und Kresse

gekochte Speisen:
- Kartoffelsuppe
- Hirsotto mit Gemüsen

5. Tag:
- Früchte
- Rohgemüse: Blumenkohl und Gurken und Kopfsalat

gekochte Speisen:
- Artischocken und Remouladensauce
- Kartoffelbrei (Püree)

6. Tag:
- Früchte
- Rohgemüse: Rübchen und Fenchel und Kopfsalat

gekochte Speisen:
- gehackter Spinat
- Omeletten
- Aprikosen-Junket

7. Tag:
- Früchte
- Rohgemüse: Kohlrabi und Tomaten

gekochte Speisen:
- Bohnensuppe
- Zucchetti und Risotto mit Peperoni

Menüs im Herbst

Frühstück und Abendessen wie S. 136

Mittagessen für eine Woche

1. Tag:
- Früchte (Äpfel, Birnen, Zwetschgen, Pfirsiche, Citrusfrüchte, Brombeeren) Rohgemüse: Randen und Zucchetti und Endivien

gekochte Speisen:
- Bouillon mit Eierstich
- Bohnen und Schmorkartoffeln

2. Tag:
- Früchte
- Rohgemüse: mit Rohkost belegte Brötchen und Kopfsalat

gekochte Speisen:
- gebackener Blumenkohl und Aubergine mit Tomatensauce

3. Tag:
- Früchte
- Rohgemüse: Sellerie und Sauerkraut

gekochte Speisen:
- Endivien und Kartoffelpfluten
- Orangensulzköpfchen

4. Tag:
- Früchte
- Rohgemüse: Tomaten mit Selleriesalat gefüllt und Kopfsalat

gekochte Speisen:
- Kohlsuppe mit Kartoffeln
- Fenchel und Käseschnitten

5. Tag:
- Früchte
- Rohgemüse: Blumenkohl und Feldsalat und Kopfsalat

gekochte Speisen:
- klare Gemüsesuppe
- Randengemüse und Rahmkartoffeln

6. Tag:
- Früchte
- Rohgemüse: Russischer Salat mit Gurken, Tomaten und Kresse garniert

gekochte Speisen:
- Blattspinat und Soja-Omeletten

7. Tag:
- Früchte
- Rohgemüse: Rettich und Spinat und Endivien

gekochte Speisen:
- Lattich mit Erbsen garniert
- Kartoffelrösti
- gefüllte Pfirsiche oder Äpfel

Berechnete Tagesmenüs für die Diabetesdiät (1200–2100 K)

Legende:

Gramm	g	
Kalorien	K	(Verbrennungsenergie)
Eiweiss	E	in Gramm
Fett	F	in Gramm
Kohlenhydrate	KH	in Gramm
Brot Einheiten	BE	12 g KH = 1 Broteinheit

Tabelle III Bircher Vollkost 1200 Kalorien-Diät[1]

Frühstück und Abendessen					
	K	**E g**	**F g**	**KH g**	**BE**
Müesli					
3 g Haferflocken	13,5	0,45	0,15	2,4	
3 Essl. Wasser	–	–	–	–	
7 g Zitronensaft	2,0	–	–	0,5	
38 g Joghurt	28,0	1,8	1,4	1,7	
7 g Obstkonzentrat	18,0	–	–	4,5	
150 g Äpfel	78,5	0,45	0,45	18,2	
15 g Nüsse	70,0	3,0	5,4	1,8	
= 220 g	210,0	5,7	7,4	29,1	2,4
plus Zulage zum Müesli					
20 g Vollkornbrot	51,0	1,5	–	10,0	
5 g Butter	38,0	–	4,0	–	
125 g Früchte	53,0	0,9	0,2	13,6	
25 g Quark	22,0	4,2	0,2	0,5	
	164,0	6,6	4,4	24,1	2
für Frühstück und Abendessen je	374,0	12,3	11,9	53,3	(ca. 4 1/2)

1 Mengen berechnet für 1 Person

Mittagessen					
	K	**E g**	**F g**	**KH g**	**BE**
100 g Früchte	50,0	0,7	0,2	10,8	
Sauce für Rohkost					
30 g Joghurt	22,2	1,4	1,1	1,3	
10 g Zitronensaft etwas Zwiebelsaft, 1 Messerspitze getrocknete Kräuter, gut mischen	3,0	–	–	0,7	
Rohkost					
100 g Kopfsalat	15,0	1,4	0,2	2,0	
100 g Blumenkohl	26,0	2,0	0,1	4,0	
50 g Gurke	3,0	0,3	–	0,3	
1/2 Ei	36,0	3,0	2,5	0,2	
	155,2	8,8	4,1	19,3	
gekochtes Gemüse (auswechselbar)					
200 g Tomaten	37,6	2,0	0,4	6,6	
50 g Zwiebeln 1 Esslöffel Petersilie, auf eingefettetem Blech backen	22,6	0,6	0,1	4,8	
5 g Öl	46,0	–	5,0	–	
	106,2	2,6	5,5	11,4	
100 g Kartoffeln in der Schale	85,0	2,0	0,1	18,9	
50 g Magerquark	44,1	8,5	0,3	1,0	
	129,1	10,5	0,4	19,9	
Mittagessen: total	390,0	21,9	10,0	50,7	ca. 4
Zwischenmahlzeit: 150 g Joghurt	109,0	7,2	5,6	6,7	
totale Zufuhr pro Tag	**1247,0**	**53,8**	**39,4**	**164,0**	**ca. 13**

Tabelle IV Bircher Vollkost 1600 Kalorien-Diät

Frühstück und Abendessen					
	K	**E g**	**F g**	**KH g**	**BE**
Müesli					
5 g Haferflocken	18,1	0,6	0,25	3,2	
50 g Wasser	–	–	–	–	
10 g Zitronensaft	3,0	–	–	0,7	
50 g Joghurt	37,0	2,4	1,9	2,2	
20 g Laevulose	48,0	–	–	12,0	
200 g Äpfel	104,8	0,6	0,6	24,2	
20 g Nüsse	93,0	4,0	7,2	2,4	
total	303,9	7,6	9,9	44,7	
dazu					
20 g Vollkornbrot	51,0	1,5	–	10,0	
10 g Butter	76,0	–	8,0	–	
125 g Früchte	53,0	0,9	0,2	13,6	
50 g Quark	44,0	8,5	0,3	1,0	
total	224,0	10,9	8,5	24,6	
Frühstück und Abendessen je	527,9	18,5	18,4	69,3	ca. 6
eine Zwischenmahlzeit					
150 g Joghurt	109,0	7,2	5,6	6,7	ca. ½

Mittagessen					
	K	**E g**	**F g**	**KH g**	**BE**
100 g Früchte	49,0	0,7	0,2	10,8	
30 g Joghurt	21,2	1,4	1,1	1,3	
10 g Zitronen	3,0	–	–	0,7	
etwas Zwiebelsaft, 1 Messerspitze getrocknete Kräuter					
50 g Kopfsalat	7,5	0,7	0,1	1,0	
50 g Gurke	3,0	0,3	–	0,3	
100 g Blumenkohl	26,0	2,0	0,1	4,0	
1/2 Ei in Sauce verrühren	36,0	3,0	2,5	0,2	
total	145,7	8,1	4,0	18,3	

Mittagessen					
	K	**E g**	**F g**	**KH g**	**BE**
gekochtes Gemüse (kann durch anderes Gemüse ausgewechselt werden)					
200 g Tomaten	39,0	2,0	0,4	6,6	
50 g Zwiebeln 1 Esslöffel Petersilie	22,6	0,6	0,1	4,8	
auf eingefettetem Blech backen					
10 g Öl	92,0	–	10,0	–	
total	153,6	2,6	10,5	11,4	
100 g Kartoffeln in der Schale	85,0	2,0	0,1	18,9	
50 g Magerquark	44,1	8,5	0,3	1,0	
total	129,1	10,5	0,4	19,9	
Zwischentotal für Mittagessen	428,4	21,2	14,9	49,6	ca. 4
totale Zufuhr pro Tag	1593,0	65,4	57,3	194,9	ca. 16

Tabelle V Bircher Vollkost 2100 Kalorien-Diät

Frühstück und Abendessen					
	K	**E g**	**F g**	**KH g**	**BE**
Müesli					
5 g Haferflocken	18,1	0,6	0,25	3,2	
30 g Rahm	73,5	1,1	6,9	1,1	
10 g Zitronensaft	3,0	–	–	0,7	
50 g Joghurt	37,0	2,4	1,9	2,2	
20 g Laevulose	48,0	–	–	12,0	
20 g Nüsse	104,8	0,6	0,6	24,2	
200 g Äpfel	93,0	4,0	7,2	2,4	
Summe	377,4	8,7	16,8	45,8	
dazu					
20 g Vollkornbrot	47,0	1,5	–	10,0	
15 g Butter	114,0	–	12,3	–	
75 Quark	66,0	12,7	0,4	1,5	
10 g Laevulose	24,0	–	–	6,0	
180 g Früchte (Ein Teil der Früchte kann bei den Zwischenmahlzeiten verzehrt werden.)	90,0	1,3	0,4	19,4	
Summe	341,0	15,5	13,1	36,9	

Frühstück und Abendessen					
	K	E g	F g	KH g	BE
Frühstück und Abendessen je	718,4	24,2	29,3	82,7	ca. 7
Zwei Zwischenmahlzeiten					
150 g Joghurt	109,0	7,2	5,6	6,7	
150 g Milch	109,0	7,2	5,6	6,7	
Summe	218,0	14,4	11,2	13,4	
Mittagessen wie bei 1600 Kalorien-Diät					
	428,0	21,2	14,8	49,6	ca. 4
totale Zufuhr pro Tag	2082,0	84,0	85,2	228,4	ca. 19

Tabelle VI Rohkost 1200 Kalorien-Diät

Frühstück					
	K	E g	F g	KH g	BE
Müesli					
10 g Laevulose	41,0	–	–	10,0	
20 g Rahm	60,0	0,4	6,1	0,5	
100 g Äpfel	54,0	0,3	0,3	12,1	
25 g Joghurt	18,0	1,2	1,0	1,1	
10 g Zitrone	3,0	–	–	0,7	
100 g Früchte	54,0	0,3	0,3	12,1	
20 Nüsse	93,0	4,0	7,2	2,4	
	323,0	6,2	14,9	38,9	ca. 3
Mittagessen					
100 g Früchte	54,0	0,3	0,3	12,1	
20 g Mandeln	120,0	3,6	10,0	3,0	
100 g Blumenkohl	26,0	2,0	0,2	4,0	
50 g Gurke	3,0	0,3	–	0,3	
50 g Salat	7,0	0,7	0,1	1,0	
10 g Rahm	30,0	0,2	3,0	0,3	
10 g Öl	92,0	–	9,9	0,05	
15 g Zitronensaft	4,0	–	–	1,0	
10 g Quark	9,0	1,7	0,1	0,2	
	345,0	8,8	23,6	21,9	ca. 2

Abendessen					
	K	E g	F g	KH g	BE
wie Frühstück	323,0	6,2	14,9	38,9	
dazu					
50 g Salat	7,0	0,7	0,1	1,0	
50 g Chicorée	18,0	0,6	0,1	1,1	
Rahm, Öl, Zitronensaft und Quark	135,0	1,9	13,0	1,5	
	473,0	9,4	28,1	42,5	ca. 3
Total-Wert	1141,0	24,4	66,6	103,3	ca. 8

Tabelle VII Rohkost 1900 Kalorien-Diät

Frühstück					
	K	E g	F g	KH g	BE
Müesli					
10 g Laevulose	41,0	–	–	10,0	
40 g Rahm	121,0	0,9	12,2	1,0	
200 g Äpfel	107,0	0,6	0,6	24,2	
50 g Joghurt	37,0	2,4	1,9	2,2	
10 g Zitrone	3,0	–	–	0,7	
250 g Früchte	123,0	1,8	0,5	27,1	
20 g Nüsse	93,0	4,0	7,2	2,4	
	525,0	9,7	22,4	67,7	ca. 6
150 g Joghurt	109,0	7,2	5,7	6,6	ca. ½
Mittagessen					
250 g Früchte	123,0	1,8	0,5	27,1	
20 g Mandeln	120,0	3,6	10,0	3,0	
100 g Blumenkohl	26,0	2,0	0,2	4,0	
50 g Gurken	3,0	0,3	–	0,3	
50 g Salat	7,0	0,7	0,1	1,0	
10 g Rahmquark	9,0	1,7	0,1	0,2	
10 g Rahm	30,0	0,2	3,0	0,3	
20 g Öl	185,0	–	19,9	0,1	
15 g Zitronensaft	4,0	–	–	1,1	
	507,0	10,3	33,8	37,1	ca. 3

Abendessen					
	K	E g	F g	KH g	BE
wie Frühstück	525,0	9,7	22,4	67,7	
dazu					
50 g Salat	7,0	0,7	0,1	1,0	
50 g Chicorée	8,0	0,6	0,1	1,1	
10 g Rahm	30,0	0,2	3,0	0,3	
20 g Öl	185,0	–	19,9	0,1	
15 g Zitronensaft	4,0	–	–	1,1	
	759,0	11,2	45,5	71,3	ca. 6
Total-Wert	1900,0	38,4	107,4	182,7	ca. 15

Tabelle VIII Zusammensetzung der gebräuchlichsten Nahrungsmittel

Kalorien und Eiweissgehalt, Werte bezogen auf 100 g essbaren Anteil

Gemüse (kein Fett enthaltend) Kalorien und Eiweissgehalt

2,5 g Kohlehydrate in 100 g	K*	E*
Chicorée	12	1
Federkohl	12	1
Gurke	12	1
Spinatsaft	12	1
Brunnenkresse	11	1
Endivien	12	2
Feldsalat	20	2
Kopfsalat	12	2
Mangold	25	2
Spargel	15	2
Champignons	25	3
5,0 g Kohlehydrate in 100 g	**K***	**E***
Auberginen	25	
Bleichsellerie	25	1
Gartenkresse	50	1
Karottensaft	25	1
Kürbis	25	1
Lauch	25	1
Radieschen	25	1

5,0 g Kohlehydrate in 100 g	K*	E*
Rhabarber	25	1
Rotkohl	25	1
Sauerkraut	25	1
Tomaten	25	1
Tomatensaft	25	1
Tomaten in Dosen	25	1
Weisskohl	25	1
Blumenkohl	25	1
10 g Kohlehydrate in 100 g	**K***	**E* g**
grüne Bohnen	25	1
Stangensellerie	50	2
Broccoli	25	3
Spinat	25	3
Steinpilze	25	3
Karotten	25	1
Kürbis	25	1
Randen	50	1
Sellerie	50	1
Artischocken	50	2

* Werte bezogen auf 100 g essbaren Anteil

10 g Kohlenhydrate in 100 g	K*	E* g
Rosenkohl	50	4
Trüffel	50	5
grüne Erbsen in Dosen	50	3 1
15 g Kohlenhydrate in 100 g	**K***	**E***
Pastinake	69	1
Schwarzwurzel	66	1
Topinambur	74	2
Meerrettich	76	2,8
grüne Erbsen	93	7
20 g Kohlehydrate in 100 g	**K***	**E***
Kartoffel	85	2
frischer Zuckermais	107	3

über 20 g Kohlenhydrate in 100 g	K	E g	F g	KH* g
Batate	124	1		26,6
Weisse Bohnen	352	21	2	57,6
reife Erbsen	370	23	1	60,7
Linsen	303	22	1	49
Sojabohnen	445	37	18	26,8
Sojaflocken	469	37	21	26,4
getr. Steinpilze	74	20	3	43,6

Früchte, kein Fett enthaltend, Kalorien und Eiweissgehalt

5 g Kohlenhydrate in 100 g	K*	E* g
Papaya	9	0,2
Wassermelone	28	0,6
Zitrone	28	0,7
Zitronensaft	24	0,3

10 g Kohlenhydrate in 100 g	K*	E*
Acerola	39	0,2
Apfel	50	0,3
Apfelsaft	47	0,1
Aprikose	54	0,9
Birne	59	0,5
Brombeeren	48	42
Erdbeeren	39	0,9
Grapefruits	32	0,7
Grapefruitsaft	28	0,6
Himbeeren	40	1,2
Holunderbeere	46	2,5
Johannisbeere, rote	37	1,0
Johannisbeere, schwarze	46	1,0
Johannisbeere, weisse	38	0,9
Mandarinen	43	0,9
Orange	54	0,9
Orangensaft	47	0,8
Pfirsiche	46	0,7
Pflaumen	53	0,7
Preiselbeere	46	0,3
Stachelbeere	44	0,8
15 g Kohlenhydrate in 100 g	**K***	**E***
Ananas	57	0,5
Feigen	73	1,3
Kirschen sauer	60	0,2
Kirschen süss	64	0,8
Heidelbeeren	62	0,6
Mirabellen	67	0,7
Reineclaude	72	0,8
Weintrauben	74	0,7
Zwetschgen	36	0,7
20 g Kohlenhydrate in 100 g	**K***	**E***
Bananen	90	1,1
Hagebuttengelee	102	3,6
Traubensaft	74	1,0

* Werte bezogen auf 100 g essbaren Anteil

Getrocknete Früchte

	K	E g	F g	KH* g
Äpfel	279	1,4	1,6	65
Aprikosen	300	5,0	0,4	66
Datteln	305	18,0	0,5	73
Feige	272	3,5	1,3	61
Kastanien	211	3,0	2,0	43
Pfirsiche	282	3,0	0,6	66
Pflaumen	293	2,3	0,6	69
Rosinen	305	2,3	0,5	71

Brot

	K	E g	F g	KH* g
Grahambrot	250	8,4	1,0	48
Knäckebrot	383	10,1	1,4	77
Pumpernickel	247	6,8	0,9	49
Roggen-vollkornbrot	239	7,3	1,2	46
Steinmetzbrot	254	7,6	1,0	50
Weizen-vollkornbrot	241	7,5	0,9	47

Nüsse

	K	E g	F g	KH* g
Erdnüsse, geröstet	631	26,5	47	19
Haselnüsse	690	14	62	13
Kokosnuss	399	41	36	10
Mandeln	651	18	54	16
Mohnsamen	467	14	37	16
Paranüsse	714	14	67	7
Pinienkerne	610	20	50	20
Walnüsse	705	15	63	13
Zirbelkiefer-samen	562	4	49	22

Milch, Milchprodukte und Fette

	K	E g	F g	KH* g
Butter	755	0,7	81	–
Buttermilch	36	3,5	0,5	4
Buttermilch-pulver	384	33	2	55
Camembert	301	18	23	1,8
Doppelrahm-frischkäse	354	14,6	–	1,9
Edamerkäse	238	26,1		3,5
Emmentaler-käse	417	30		27
Gervais	414	13		1,7
Joghurt	74	4,8		4,5
Kondensmilch, gezuckert	335	8		55
Kondensmilch, ungezuckert	141	7		9,8
Kondensma-germilch, gez.	277	10		58
Kuhmilch	68	3,4		5
Magerkäse, Durchschnitt	222	36		3,5
Magermilch	35	3		4,8
Magermilch-pulver	368	35		52
Magerquark	88	17		1,8
Molke süss	24	0,8		4,6
Molkenpulver	346	12		71
Parmesankäse	410	36		3,5
Quark	97	17	1,2	4
Rahmkäse	417	16	37	1,7
Roquefort	419	24	33	3,7
Sahne	302	2,2	30	3
Schmelzkäse	305	14	23,6	6,1
Vollmilch-pulver	503	25	26	38
Erdnusspaste	641	26,1	48	19

* Werte bezogen auf 100 g essbaren Anteil

	K	E g	F g	KH* g
Kokosfett	925	18	99	–
Maisöl	930	–	100	–
Margarine	733	0,51	78,4	–
Olivenöl	927	–	99,6	–
Palmin	902	–	97,0	–

Cerealien (Getreide)

	K	E g	F g	KH* g
Cornflakes	382	7,7	0,6	82
Gerste	370	10,6	2,1	72
Gerste, geschält	330	8,0	1,6	69
Gerstengrütze	368	8,5	1,5	75
Gerstenmehl	369	10,6	1,9	72
Hafer, ganzes Korn	387	12,6	7,1	63
Hafer geschält	351	11,0	6,0	61
Haferflocken	402	13,8	6,6	66
Hafergrütze	399	13,9	5,8	67
Hafermehl	410	14,9	7,5	66

	K	E g	F g	KH* g
Hirse, geschält	382	10,6	3,9	70,7
Mais, ganzes Korn	375	9,2	3,8	71
Maismehl	376	8,9	2,8	74
Reis, poliert	368	7,0	0,6	75
Reis, unpoliert	371	7,4	2,2	75
Reismehl	311	7,2	0,65	79
Roggen, ganzes Korn	359	11,6	1,7	69
Roggenkeime	404	42,0	11,2	26
Roggenmehl	363	8,6	1,2	–
Sonnenblumenkernmehl	359	37,0	10,6	36
Weizen, ganzes Korn	363	11,7	2,0	69
Weizengriess	326	7,0	0,2	72
Weizenkeime	400	26,6	9,2	46
Weizenkleie	361	16,0	4,6	51
Weizenmehl	368	10,6	1,0	74
Pionier Reiskeime	–	20,3	24,7	–

* Werte bezogen auf 100 g essbaren Anteil

Tabelle zum glykämischen Index und der glykämischen Ladung

Der glykämische Index sagt aus, wie rasch und wie hoch der Blutzucker ansteigen wird, wenn ein gewisses Nahrungsmittel gegessen wird, ausgedrückt in % des Anstieges, welcher eine gleiche Menge Glukose erzeugt.

Die glykämische Ladung berechnet man, indem man den glykämischen Index mit seinem Gehalt an reinen Kohlenhydraten multipliziert. Hat ein Nahrungsmittel einen hohen glykämischen Index und besteht es zudem überwiegend aus reinen Kohlenhydraten, so hat es eine sehr hohe glykämische Ladung. Handelt es sich vor allem um reine Kohlenhydrate, welche in Glukose umgewandelt werden, wo wird das Nahrungsmittel eine sehr hohe Menge an Insulin benötigen, um in die Zellen zu gelangen, und der Blutzuckerspiegel sich wieder senken kann.

Nach dem Essen eines Nahrungsmittels werden nur diejenigen Kohlenhydrate, welche in Glukose umgewandelt werden und demzufolge zu ihrer Aufnahme in die Zellen Insulin benötigen, den Blutglukoseanstieg erzeugen. Andere Zuckerarten, wie sie in Früchten und Gemüsen reichlich vorhanden sind und die nicht in Glukose umgewandelt werden (Fruktose, Sorbit u.a.) bewirken keine Erhöhung des glykämischen Indexes und benötigen kein Insulin. Somit gibt der glykämische Index die beste Auskunft zur Berechnung des Insulinbedarfes zur Aufnahme eines bestimmten Nahrungsmittels.

Die glykämische Ladung enthält durch die Multiplikation des glykämischen Indexes mit dem Gehalt an allen reinen Kohlenhydraten, auch diejenigen, welche kein Insulin zu ihrer Verwertung benötigen. Darum ist er zur Berechnung des Insulinbedarfes weniger geeignet als der glykämische Index. Dagegen hat es sich bewährt, ihn zu berücksichtigen, da es sich gezeigt hat, dass Nahrungsmittel mit hoher glykämischer Ladung die Fettstoffwechselstörung ungünstig beeinflussen, indem sie den Triglyceridspiegel erhöhen.

Bezüglich des Diabetes sind also diejenigen Nahrungsmittel am geeignetsten, welche einen tiefen glykämischen Index und eine tiefe glykämische Ladung aufweisen und welche gute Nahrungsintegrale sind, indem ihr Kohlenhydratgehalt zu möglichst grossem Anteil aus Fruktose und anderen Zuckerarten besteht, die kein Insulin benötigen und deren Gehalt an Glukose bei der Verdauung nur langsam aufgeschlossen werden kann. Dies sind die unerhitzten Früchte, Gemüse, Vollgetreide und Nüsse der Rohkost.

Nahrungs-mittel	Glykämischer Index in %	Glykämische Ladung
Amarant	30	< 10
Ananas	59	6
Ananassaft aus Flasche	46	6
Apfel	38	5
Apfel, gedörrt	29	16
Apfelsaft aus Flasche, klar	40	5
Apfelsaft, naturtrüb	37	4
Aprikosen, frisch	57	4
Aprikosen, getrocknet	31	14
Artischocken	20	2
Auberginen	10	< 10
Avocado	20	< 10
Baguette, Weissbrot	70	36
Bananen	52	10
Birnen	38	9
Biscuitkuchen	46	26
Blattsalate	10	0
Brezel	83	48
Brokkoli	10	< 10
Bohnen, schwarz	42	8
Bohnen, weiss, gegart	48	5
Bohnen, grün (Mungbohnen)	38	?
Bohnen (Kidney)	28	5
Buchweizen	54	11
Bulgur, gegart	48	8
Buttermilch, natur	< 10	< 10
Butterkeks	51	37
Cornflakes	81	70
Couscous	65	15
Datteln getrocknet	103	69
Eiscreme, Vollrahm	61	13
Erbsen (frisch)	40	4
Erdbeeren	40	1
Feigen, frisch	40	?
Feigen, getrocknet	61	21
Früchtebrot	47	24
Gemüsesaft aus Flasche	43	2
Grapefruit	25	2
Grapefruitsaft aus Flasche	48	4
Gerste	43	12
Glutenfreies helles Brot	76	38
Griess	65	4
Grünkern	55	
Haferflocken	59	36
Haferkleiebrot	47	28
Haferkörnerbrot	65	41
Haferporridge	60	8
Haferkleie	55	28
Hamburgerbrot	85	31
Hirse, gegart	71	17
Honig	55	40
Joghurt nature	36	2
Joghurt Frucht, gezuckert	40	6
Joghurt Furcht, Süssstoff	14	1
Joghurt Drink	38	6
Kaki	50	8
Konfitüre (Marmelade)	51	34
Karotten, roh	47	4
Karotten, gekocht	85	3
Karottensaft aus Flasche	43	4

Nahrungs-mittel	Glykämischer Index in %	Glykämische Ladung
Kartoffeln, gebacken	85	17
Kartoffeln, geschwellt	78	11
Kartoffeln, Gnocchi	68	18
Kartoffelpüree	74	10
Kartoffelpüree aus Pulver	85	11
Kartoffeln, neue	57	8
Kartoffeln, Pommes frites	75	15
Kartoffeln, Pommechips	54	23
Kartoffeln, Süsskartoffeln	61	11
Kichererbsen, gegart	38	6
Kirschen	22	2
Kiwi	50	5
Kleiebrot	50	10
Knäckebrot, ballaststoffreich	59	35
Knäckebrot aus Roggen	64	41
Knoblauch	10	<10
Kohl	10	0
Kohlrabi, gekocht	70	5
Kohlrübe, gelbe	70	7
Krackers	67	38
Kürbis, gekocht	75	4
Lauch	10	<10
Linsen, grün, gegart	30	3
Linsen, rot, gegart	26	3
Magerquark	10	1
Mais (Zuckermais)	54	11
Maismehl (Polenta)	69	6

Nahrungs-mittel	Glykämischer Index in %	Glykämische Ladung
Mais, Popcorn	72	40
Mango	51	7
Marsriegel	65	43
Melone (Honigmelone)	65	3
Meerrettich	35	<10
Milch, teilentrahmt	32	2
Milch, voll	27	1
Molke, natur	<10	<10
Milchbrötchen (Weggli)	63	34
Müesli Flocken, industriell	49	33
Muffin	53	30
Nutella	33	20
Naturejoghurt	35	1–5
Nüsse (im Mittel)	25	1–5
Nüsse, Cashew	22	3
Nüsse, Erdnüsse	15	2
Nektarine	30	<10
Obst (Durch-schnittswert)	35–45	3–10
Orange	42	4
Orangensaft aus Flasche	50	5
Papaya	59	8
Pastinake	85	3
Pellkartoffeln (geschwellte)	65	10
Peperoni	10	<10
Pfirsich	42	4
Pflaumen	39	4
Pflaumen, getrocknet	29	16
Pilze	15	0
Pumpernickel	50	20
Quinoa	35	

Nahrungs-mittel	Glykämischer Index in %	Glykämische Ladung
Radieschen	30	<10
Reis Basmati	58	15
Reis Jasmin Duftreis	109	31
Reis Langkorn	56	16
Reis crisbies (Kellogg)	82	71
Reis, Parbolied	47	11
Reis, Risotto	69	24
Reis, weiss	64	15
Rettich	35	1
Roggenkörner (vollwertig)	35	26
Roggenvollkorn-brot	50	30
Roggen Sauerteigbrot	53	21
Roggen, Vollkornbrot	58	27
Rosinen	64	47
Rote Bete, gekocht	65	3
Sauerkraut	15	0
Schokolade, Vollmilch	43	24
Sellerieknollen, gekocht	85	2

Nahrungs-mittel	Glykämischer Index in %	Glykämische Ladung
Sojabohne, gegart	18	1
Sojabohnen-sprossen	20	<10
Spargel	15	0
Sultaninen	56	42
Teigwaren (im Mittel)	60	40
Teigwaren, Soja, Glasnudeln	33	8
Teigwaren, Eiernudeln	40	10
Teigwaren, Reisnudeln	61	13
Teigwaren, Spagetti al dente	44	12
Teigwaren, Spagetti, weich	61	15
Teigwaren, Voll-korn al dente	37	9
Weizengriess (weisses)	60	7
Weizenkeime	60	9
Weizenschrot	75	50
Weizenweissbrot	70	33
Zitronen	15	<10
Zucchini	10	<10
Zwiebeln	10	<10

Rezeptverzeichnis

Literaturnachweis

1 IDF Pressemitteilung: *Diabetes epidemic out of control.* Presseaussendung 4.12.2006 https://web. Archive. Org/web/200911120194932/http:/www.idf. org/node/1354.

2 Danaei G. et al.: National, regional and global trends in fasting plasma glucose and diabetes prevalence since 1980: systematic analysis of health examination surveys and epidemiological studies with 370 country-years and 2,7 million participants. Lancet. Bd 378, Nr. 9785, Jul 2011 31-40 PMID: 21705069

3 IDF Diabetes Atlas 4th edition, IDF 2013 diabetesatlas.org (http://www.diabetesatlas.org/)

4 Internationale Diabetesfederation: *Leitlinie für die Postprandiale Diabeteseinstellung* (http://www.idf. org/webdata/docs/German_GMPG%20Final%20 110108.pdf*) ss.2008*) abgerufen am 30. Juli 2011.

5 WHO: *Definition and diagnosis of diabetes mellitus and intermediate hyperglycemia.* D(http://www. who.int/diabetes/publications/Definition%20 and%20diagnosis%20of%20diabetes_new.pdf) abgerufen am 19. Februar 2011

6 Holterhus P.M. et al.: *Diagnostik, Therapie, Verlaufskontrolle des Diabetes mellitus im Kindes- und Jugendalter.* (http://www.deutsche-diabetes-gesell schaft.de/redaktion/mitteilungen/leitlinien/EBL_ Kindesalter_2010.pdf(PDF), deutsche-diabetes-gesellschaft.de, 2010, S.18 (Zugriff 20.2.2011)

7 Kerne W. et al.: *Definition, Klassifikation und Diagnostik des Diabetes mellitus* (http://www.deutsche-diabetes-gesellschaft.de/fileadmin/Redakteur/ Leitlinien/Praxisleitlinien/2012/DuS_S2-12_Praxis-empfehlungen_Kerner-Brueckel_S84-87.pdf) (PDF; 846 kB) DDG. 1. Oktober 2012. Abgerufen am 1.4.2013

8 Boeck G. et al.: *Prüfungswissen Physikum.* Thieme-Verlag, Stuttgart 2009, ISBN 978-3-13-152131-6 S. 521

9 Concannon P. et al.: *Genetics of type 1 A diabetes.* New Engl J medicine 360 (16) Apr 2009 1646–54. PMID 19369670

10 Nejntsev S. et al.: Localization of type I diabetes susceptibility to the MHC class I genes HLA-B and HLA-A. Nature Bd 450 (7171) Dez 2007 887–892 PMID: 18004301

11 Ziegler A.G. et al.: *Kaiserschnitt erhöht das Risiko für Typ-1-Diabetes: Ergbinisse aus der BABY-DIAB-Studie.* (http://cme.medlearning.de/dzkf/ kaiserschnitt_erhoetes_risiko_fuer_diabetes/pdf/ CME_Beitrag.pdf) DZKF 9/10-2012. DOP-THEMA-GYNÄMOLOGIE

12 Kraft U.: Dem Diabetes auf die Spur. Ursprung des Diabetes Typ-1. DIABETES Nr. 2 (2016; 42–50

13 Lee H.S. et al.: Next-generation sequencing for viruses in children witz rapid-onset type 1 diabetes. Diabetologia 56 (8) Aug 2013, 1705–11 PMID: 23657799

14 Hettiarachi K.D. et al.: The effects of repeated exposure to sub-toxic doses of plecomacrolide antibiotics on the endocrine pancreas. Food and chemical toxicology 44(12) Dez 2006, 1966–77. PMID: 16905235

15 Arch Dis Child 93 2008 s. 512, zitiert nach Deutsche Ärzte Zeitung 3.3.2010, S. 1, Leitartikel.

16 Beyerlein A. et al.: Respiratory infections in early life and the development of islet autoimmunity in children at increased type I diabetes risk: evidence from the BABYDIET study. JAMA pediatrics 167(9) Sep 2013, 800–807. PMID: 23818010

17 Kolb H.: *Kuhmilch und Diabetes.* Monatszeitschrift für Kinderheilkunde 149 (13) 2001, 62–65

18 Marietta E.V. et al.: Low incidence of spontaneous type I diabetes in non-obese diabetic mice raised on gluten-free diets is associated with changes in the intestinal microbiome. PloS one. Band 8 (11) 2013 S.e78687, doi: 10.1371/journal.pone.0078687. PMID: 24236037

19 Versorgungsleitlinien.de (http://www.versorgungs-leitlinien.de/themen)

20 Yang Q. et al.: Serum retinol binding protein 4 contributes to insulin resistance in obesity and type

2 diabetes. Nature 436(7049 Jul 2005, 356–62. PMID: 16034410

21 Murki I. et al.: Fruit consumption and risk of type 2 diabetes: results from three prospective longitudinal cohort studies. BMJ Clinical research ed.) Band 347 2013, S. 5001. PMID: 23990623

22 Ling W. et al.: *Parental Psychological Stress reprograms haptic cluconeogensis in offspring.* (http://www.cell.com/cell-metabolism/fulltext/S1550-4131(16)30006-7) Cell metabolism, doi: 10.1016/j.cmet.2016.01.014 (https://dx.doi.org/10.1016%2Fj.cmet.2016.01.014).

23 Parker J. et al.: Levels of vitamin D and cardiometabolic disorders: systematic review and meta-analysis. Maturitas Bd65(3) März 2010, 225–36. PMID: 20031348

24 Stuebe A.M. et al.: *Duration of lactation and incidence of type 2 diabetes.* JAMA 294(20) Nov 2005, 2601–2610. PMID: 16304074

25 Jenkins D.J. et al.: Glycemic index overview of implications in health and disease. Am J Clin Nutr 2002 (76) 266–273.

26 Salmeron J. et al.: Dietary fiber, glycemic load, and risk of non-insulin-dependent diabetes mellitus in women. JAMA 1997 (227), 472–77

27 Salmeron J.: Dietary fiber, glycemic load, and risk of NIDDM in men. Care 1997; 20545–50

28 Liu S. et al.: A prospective study of dietary glycemic load and risk of myocardial infarction in women. Am J clin Nutr 2000; 71, 1455–61

29 Jeppersen J. et al.: Effect of low-fat, high carbohydrate diets on risk factors for ischemic heart disease in postmenopausal women. Am J Clin Nutr 1997; 65, 1027–33

30 Liu S. et al.: A prospective study of dietary fiber and risk of cardiovascular disease among women. Am J Coll Cardiol 2002; 39, 49–56

31 Rimm E.B. et al.: Vegetable, Fruit and dietary fiber intake and risk of coronary heart disease among men. JAMA 1996; 275, 447–51

32 Pietinen P. et al.: Intake ofdietary fiber and coronary heart disease in a cohort of Finnish men: the Alpha tocopherol, Beta-Caroten Cancer Prevention Study. Circulation 1996; 94; 2720–27

33 Wolk A. A. et al.: Long term intake of dietary fiber and decreased risk of coronary heart disease among women. JAMA 1999; 281, 1998–2004

34 Jacobs D.R. et al.: Fiber from whole grains, but not refined grains, is inversely associated with all-cause mortality in older women: the JOWA women-health study. J Am Coll Nutr 2000; 19 (3 suppl) 236, 129–33

35 Gesundheitsbericht Deutschlands am Weltdiabetestag, 2016. https//www.deutsche-diabetes-gesell schaft.de/presse/ddg-pressemeldungen, abgerufen am 18.12.2017

36 Gesundheitsbericht Deutschlands am Weltdiabetestag, 2010. http//www.diabetesorg.de, abgerufen am 18.12.2017

37 Marx N.: *Pathophysiologie der Arteriosklerose bei Diabetes mellitus.* Clinical Research in Cardiology Supplements, 1. 2006

38 Maahs D.M. et al.: Hypertension prevalence, awareness, treatment, and control in an adult type diabetes Type 1 diabetes population and a comparable general population. Diabetes Care 2005; 28: 301–6.

39 Grehn F.: *Augenheilkunde.* 30. Auflage. Heidelberg 2008, 217–22

40 Kanski J.: *klinische Ophthalmologie.* 6. Auflage, München, 2008, 581–99

41 Aris N. et al.: *Diabetische Retinopathie,* Deutsches Ärzteblatt 107, (5) 2010, 75–84

42 Nasemann J.: *Netzhaut (Retina)* in Sachsenweger M.: *Duale Augenheilkunde.* Stuttgart 2003, 259–62

43 Nentwich M.M. et al.: *Diabetische Retinopathie.* In: Der Diabetologe. (6) 2010, 491 ff. Springer-Verlag

44 Kook D. et al.: Long-term effect of intravitreal bevacizumab (avastin) in patients witz chronic diffuse diabetic macular edema. Retina 2008 oct; 28 (8) 1053–60. PMID: 18779710

45 Kook D. et al.: Long-term effect of intravitreal bevacinumab (avastin) in patients witz chronic diffuse diabetic macular edema. Retina 2008 (8) 1053–60. PMID: 18779710

46 Hakroush S. et al.: Effects of increased renal tubular vascular endothelial growth factor (VEGF) on fibrosis, cyst formation, and glomerular disease. Am J of pathology 175(5)m 2009m, 1883–95

47 Juan F. et al.: *The role of inflammatory cytokines in diabetic nephropathy.* J of the am society of nephrology: JASN, Band 19 (3), März 2008, ISSN 15333450, PMID: 18256353

48 Freedman B.I. et al.: *Genetic factors in diabetic nephropathy.* Clin J Am Soc Nephrol 2 2007 1306–16

49 Reddy V.P. et al.: *A versatile antioxydant and antiglycating agent.* Science of Aging Knowledge Environment 2005 (18) S. pe 12 PMID: 15872311

50 Imran R. et al.: Carnosine and its constituents inhibit glycation of low densitiy lipoproteins that promotes foam-cell formation in vitro. FEBS Letters. 581 (5) 2007, 1067–70

51 Barry I. et al.: *Genetic factors in diabetic nephropathy.* Doi: 10.2215/CJN.02560607, CJASN Nov 2007, vol 2 No. 6 1306–16

52 Adler et al.: *Development and progression of nephropathy in type 2 diabetes:* The United Kingdom Proepective diabetes Study, in: The kindey Int. 2003, 63 page 225.

53 Richard J.M. et al.: *Nonalbuminuric renal insufficiency in type 2 diabetes.* Diabetes care, Bd 27 (1), Jan 2004, ISSN: 0149–5992

54 Redaktion deutsche Ärztezeitung: The prevalence of gestational diabetes, 16.6.2017, doi: 10.3238 aerztebl.2017.0412 (*https://dx.doi.org/10.3238%*) (*www.arztebl.de/10.3238/arztebl.2017.0412)* abgerufen Juni 2017

55 DGG, Deutsche Diabetesgesellschaft: *S-3 Leitlinie Gestationsdiabetes mellitus (GDM), Diagnostik, Therapie und Nachsorge,* AWMF online, 2011 (http//www.awmf.org/leeitlinien/detail/II/057-008.html)

56 Weiss P. et al.: Der vernachlässigte Gestationsdiabetes: Risiken und Folgen. Geburtsh Frauenheilk 1999: 59: 535–44

57 Bergenstal R. et al.: Safety of a hybrid closed-loop insulin delivery system in patients witz type 1 diabetes. Jama 2016, 316 (13): 1407–18

58 Fischer S.: Aktuelle leitliniengerechte Therapie des Diabetes mellitus. Ars Medici 12 2007, 605–16

59 Pfeiffer A. et al.: *Therapie des Diabetes Typ 2.* Deutsches Ärzteblatt Int 2014; 111 (5): 69–82

60 Stellungnahme des BdSN zur ADIB-Operation (http/www.diabetes-news.de/content bdsn-nimmt-stellung)

61 Eliasson B. et al.: *Cigarette smoking and diabetes mellitus.* Progress in Cardiovascular Disease 45, 405–13

62 Bott S. et al.: Impact of smoking on the metabolic action of subcutaneous regular insulin in type 2 diabetic patients. Hormone and Metabolic Research 37: 445–49

63 Rösen P. et al.: The role of oxydative stress in the onset and progression of diabetes and its complications: a summary of a Congress Series sponsored by UNESCO-MCBN, the American Diabetes Association and the German diabetes society. Diabetes/Metabolism Research and Reviews 17: 189–212

64 Mandrup-Poulsen T. et al.: *Beta cell death and protection.* Annals of the New York Academy of Sciences 1005

65 Orth S.R. et al.: Effects of smokint on renal function in patients witz type 1 and type 2 diabetes mellitus. Nephrology Dialysis Transplantation 20, 2414–19.

66 Tenenbaum A. et al.: Smoking and development of type 2 diabetes mellitus among middle-aged and elderly Japanese men and women. Am J of Epidemiology 160: 158–62

67 Sairenchi T. et al.: Cigarette smoking and risk of type 2 diabetes mellitus among middle-aged and elderly Japanese men and women. Am J Epidem 160: 158–62.

68 Chowdhury P. et al.: *Pathophysiological effects of nicotine on the pancreas.* Proceedings of the Society for Experimental Biology and Medicine, 218: 168–73

69 Tziomalos K. et al.: *Endocrine effects of tobacco smoking.* Clinical Endocrinology 61, 2004: 664–74

70 Wannamethee G. et al.: Smoking as a modifiable risk factor for diabetes type 2 diabetes in middle-aged men. Diabetes Care 24, 2001 (24): 1590–95

71 Zheng Y. et al.: *Global etiology and epidemiology of type 2 diabetes mellitus and its complications.* Nat Rew Endocrinol 2017 Dec 8. Doi: 10.1038/nrendo.2017.152 (Epub ahead of print) PMID: 29219149

72 Bundesärztekammer, Arzneimittelkommission der deutschen Ärzteschaft, Deutsche Diabetesgesellschaft et al.: *Nationale Versorgungsleitlinie Diabetes Typ 2.* Kurzfassung 1. Auflage 2002, korrigierte Version 1.4.2003

73 Lim J. et al.: Association of alcohol drinking patterns witz presence of impaired fasting glucose and diabetes mellitus among south Korean adults. J epidemiol 2017 oct.28. doi: 10.2188/jea. JE20170021 PMID: 29093361

74 Vaeth P.A. et al.: Ethnicity and alcohol consumption among US adults with diabetes. Ann epidemiol 2014 Oct 24 (10): 720–6

75 Imamura F. et al.: Confounding by dietary patterns of the inverse association between alcohol consumption and type 2 diabetes risk. Am J Epidemiol 2009 Jul 1; 170 (1): 37–45. PMIID: 19429876

76 Beulens J.W. et al.: Estimating the mediating effect of different biomarkers on the relation of alcohol

consumption with the risk of type 2 diabetes. Ann epidemiol 2013 apr. 23 (4): 193–7 PMID: 23375342
77 Holbrook T.L. et al.: A prospective population-based study of alcohol use and non-insulin-dependent diabetes mellitus. Am J Epidemiol 1990 Nov; 132 (5): 902–9
78 KAO W.H. et al.: Alcohol consumption and the risk of type 2 diabetes mellitus: atherosclerosis risk in communities study. Am J Epidemiol 2001 oct 15: 154 (8): 748–57
79 Fan A.Z. et al.: Lifetime alcohol drinking pattern is related to the prevalence of metabolic syndrome. The Western New York Health Study (WNYHS). Eur J epidemiol 2006; 21 (2): 129–38
80 Perneger T.V. et al.: *Risk of end-stage renal disease associated with alcohol consumption.* Am J Epidemiol 1999 Dec 15; 150 (12): 1275–81 PMID: 10604769
81 Pereira M.A. et al.: Coffee consumption and risk of type 2 diabetes mellitus: an 11-year prospective study of 28812 postmenopausal women. Arch Intern Med 2006 Jun 26: 166 (12): 1311–6
82 Kwok M.K. et al.: Habitual coffee consumption and risk of type 2 diabetes, ischemic heart disease, depression and Alzheimer's disease: a Mendelian randomization study. Sci Rep 2016 Nov 15; 6: 36500. Doi: 10.1038/srep.36500. PMID: 27845333
83 Williams P.T. et al.: Coffee intake and elevated cholesterol and apolipoptrotein B levels in men.
84 Phillips N.R. et al.: Levels and interrelationship of serum and lipoprotein cholesterol and triglycerides. Assoviation witz adiposity and the consumption of ethanol, tobacco and beverage containing caffeine. Arteriosclerosis, 1981 Jan–Feb:1(1): 13–24
85 Klatsky A.L. et al.: Coffee use prior to myocardial infarction restudied: heavier intake may increase the risk. Am J epidemiol 1990 Sep; 132 (3): 479–88 PMID: 2389752
86 Cowan T.E. et al.: Chronic coffee consumption in the diet-induced obese rat: impact on gut microbiota and serum metabolites. J Nutr Biochem 2014 april: 25 (4): 489–95 PMID: 24629912
87 Bundesärztekammer, kassenärztliche Bundesvereinigung, Arbeitsgemeinschaft der wissenschaftlichen medizinischen Fachgesellschaften: *Nationale Versorgungsleitlinie Therapie des Typ II Diabetes* 9. 2013 Momento com 8. April 2014 in Internet-Archive (https://web.archive. Org/web/20140408225426(http://www.awmf.org/uploads 001gl S3 Typ II Diabetes_2013-09.pdf
88 WHO *BMI classification*. Global Health Observatory (GHO) data, 2008
89 Bircher-Benner M.O.: *Eine neue Ernährungslehre.* Wendepunkt Verlag Berlin, Leipzig, Zürich, 10. Auflage, 1945
90 Bircher-Benner M.O.: Grundzüge der Ernährungstherapie auf Grund der Energie-Spannung der Nahrung. Verlag Otto Salle, Berlin, 1905 und 1905.
91 Kasnacev V.P.: in Jezowska-Trzebiatovska B. et al.: Photon emission from biological systems, proceedings of the first international Symposium, Wroclav, Pland Jan. 1986
92 Bischof M.: Biophotonen, das Licht in unseren Zellen. ISBN 3-86150-095-7
93 Popp F.A.: Biologie des Lichtes, Grundlagen der ultraschwachen Zellstrahlung. Verlag Paul Parey, ISBN: 3-489-61734-7.
94 Popp F.A.: Unsere Lebensmittel in neuer Sicht. ISBN: 3-596-11459-4.
95 Van Vijck R. and E. Utrecht Univeriy: *An Introduction to Human Biophoton Emission.* Forsch Komplementärmed. Klass. Naturheilkd. 1005, 12 S. 77–83
96 Prigogine I. et al.: *Dialog mit der Natur.* Piper Verlag München, ISBN 3-492-11181-5
97 Pischinger A.: Das System der Grundregulation, Grundlagen für eine ganzheitsbiologische Theorie der Mediin. Huat-Verlag, Heidelberg, 1990. 8. erweiterte Auflage, ISBN: 3-7760-1183-1
98 Chiasson J.L.et al. The STOP-NIDDM trial. JAMA 2003;290: 486–94
99 Arznei-Telegramm 2003; 34: 73–4
100 Haffner S.M. et al.: Effect of rosiglitazone treatment on non-traditional markers of cardiovascular disease in patients with type 2 diabetes mellitus. Circulation 2002: 106(6): 679–84
101 Bajaj M. et al.: Decrease plasma adiponecrin concentrations are closely related to hepatic fat content and hepatic insulin resistance in pioglitazone-treated type 2 diabetic patients. J Clin endocrine Metab 2004; 53: 2169–76
102 Tiikkainen M. et al.: Effects of rosiglitazone and metformin on liver fat content, hepatic insulin resistance, insulin clearance and gene expression in adipose tissue in patients with type 2 diabetes. Diabetes 2004; 53: 2169–76

103 Malmberg K et al.: Intense metabolic control by means of insulin in patients with diabetes mellitus and acute myocardial infarction (DIGAMI2): effects on mortality and morbidity. Eur Heart J 2005, 26(7): 650–61

104 Amiel S.a. et al.: *Hypoglycaemia in type 2 diabetes.* In: Diabetic medicine: a journal of the British diabetic Association. Band 25 (3) März 2008, 245–54 PMID: 18215172

105 Jezowska-Trzebiatowska et al. Photon emission from biological systems, proceedings oft he first international Symposium, Wroclav, Pland Jan, in Popp. F.A.: Biologie des Lichtes, Grundlagen der ultraschwachen Zellstrahlung, Paul Parey-Verlag, ISBN: 3-489 61734-7

106 Bischof M.: *Biophotonen: das Licht in unseren Zellen.* Verlag 2001, ISBN: 3-86150 -095-7

107 Van Vijck R. et al.: *An Introduction to Human Biophoton Emission.* Utrecht University Forsch. klass. Naturheilkunde. 1005, 12, S.77–83.

108 Pischinger A.: Das System der Grundregulation, Grundlagen für eine ganzheitsbiologische Theorie der Medizin, Haug-Verlag Heidelberg, 1990, ISBN: 3-7760-1183-1

109 Bircher-Benner M.O.: *Die Verhütung des Unheilbaren.* Wendepunkt-Verlag Zürich, Leipzig, Wien, 2. Auflage, Seite 58

110 Kollenbach D.: Maximilian Oskar Bircher-Brenner (1867–1939), Dissertation, Verlag der Medizinischen Fakultät der Universität Köln, 1974

111 Losada E. et al.: Real-world antidiabetic drug use and fracture risk in 12, 277 patients with type 2 *diabetes mellitus*: a nested case-control study. Osteoporos Int. 2018 Jun 2. doi: 10.1007/s00198-018-4581-y. [Epub ahead of print]

112 Wenzlau J.M. dg yl.: The cation efflux transporter ZnT8 (Slc30A8) is a major autoantigen in human type 1 diabetes. PNAS 104: 17040–17045, 2007

113 Sanjeevi N. et al.: *Trace element status in type 2 diabetes: A meta-analysis.* J Clin Diagn Res. 2018 May; 12 (5): OE01-OE08. doi: 10.7860/JCDR/2018/35026.11541.

114 Fernández-Cao JC. et al: *Dietary zinc intake and whole blood zinc concentration in subjects with type 2 diabetes versus healthy subjects: A systematic review, meta-analysis and meta-regression.* J Trace Elem Med Biol. 2018 Sep; 49: 241–251. doi: 10.1016/j.jtemb.2018.02.008. Epub 2018 Feb 7

115 Xyang Y. et al.: Glutamic acid decarboxylase autoantibodies are dominant but insufficient to identify most Chinese with adult-onset non-insulin requiring autoimmune diabetes: LADA China study 5. Acta Diabetol. 2015 Dec; 52 (6): 1121–7. doi: 10.1007/s00592-015-0799-8. Epub 2015 Aug 5.

116 Leigh C. et al.: Clinical Studies on Chromium Picolinate Supplementation in Diabetes mellitus, *A Review.* Diabetes Technology & Therapeutics-Vol. 8, No. 6 Review. http://doi.org/10.1089/dia.2006.8.677

117 Liu X.N. et al.: *Effect of health literacy and exercise focused interventions on glycemic control in patients with type 2 diabetes in China.* Abstract available in Chinese from the publisher. 2018, mar 10 39 (3) 357–62 doi: 10.3760cma.j.issn0254 6450 2018.03.021

118 Poblete-Aro C. et al.: *Exercise and oxydatives stress in type 2 diabetes mellitus.* Rev Med Chil. 2018 Mar; 146 (3): 362–372. doi: 10.4067/s0034-98872018000300362. Spanish. PMID: 29999107

119 Szilágyi B. et al: Sports therapy and recreation exercise program in type 2 diabetes: randomized controlled trial, 3-month follow-up. J Sports Med Phys Fitness. 2018 Jul 9. doi: 10.23736/S0022-4707.18.08591-2. [Epub ahead of print] PMID: 29991214

120 Gorres-Martens B.K. et al.: *Exercise prevents HFD- and OVX-induced type 2 diabetes risk factors by decreasing fat storage and improving fuel utilization.* Physiol Rep. 2018 Jul; 6(13): e13783. doi: 10.14814/phy2.13783

121 Belitz H.D. et al.: *Lehrbuch der Lebensmittelchemie.* Springer, Berlin; 6. vollständig überarbeitete Auflage 2008; ISBN 978-3-540-73201-3, S. 842–49.

122 Ido Y. et al.: *Interactions between the sorbitol pathway, non-enzymatic glycation, and diabetic vascular dysfunction.* Nephrol Dial Transplant. 1996; 11 Suppl 5: 72–5

123 Kajal A. et al.: Modulation of Advanced Glycation End Products, Sorbitol, and Aldose Reductase by Hydroalcohol Extract of Lagenaria siceraria Mol Standl in Diabetic Complications: An In Vitro Approach. J Diet Suppl. 2018 Jul 4; 15 (4): 482–498. doi: 10.1080/19390211.2017.1356419. Epub 2017 Sep 28

Stichwortverzeichnis